W0012767

Manfred Poser

Elektrosmog

Wie unsichtbare Energien unsere Gesundheit bedrohen

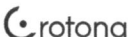

Originalausgabe | 1. Auflage 2017
© Crotona Verlag GmbH & Co.KG | Kammer 11 | D-83123 Amerang |
www.crotona.de

Umschlag: Annette Wagner
© der Fotos: shutterstock.com | Druck: CPI Birkach
ISBN: 978-3-86191-086-2

Inhalt

Einleitung

Vor ein paar Jahren entstand in Sichtweite meines Balkons und vorgelagert dem Hang des 444 Meter hohen Castellbergs ein Supermarkt. Betreten habe ich ihn bis heute nicht. Aber ein großes leuchtendes blaues E auf gelbem Grund erinnert mich jeden Abend bis 22 Uhr an seine Existenz. Lange habe ich mich gefragt, was mir der Buchstabe zu sagen hätte; als ich dann anfing, zu einem neuen Thema Bücher zu lesen, war der Fall klar: Das E stand für Elektrizität. Oder für Elektrosmog?

Oder für beides, gehört es ja zusammen wie Hausrat und Hausmüll, wie Antrieb und Abgas. Deswegen will ich Elektrizität, die gute, gemeinsam mit den sie begleitenden Strahlen, den angeblich bösen, behandeln, denn wer will ein Buch nur über Giftmüll schreiben? Alles für mich kein Problem, denn in meiner Wohnung ist der Handy-Empfang dürftig. Im Funkloch. Nur Notruf möglich.

Im Jahr 2004 besuchte mich in meiner Wohnung in Rom eine Freundin, Journalistin bei einer großen linken Tageszeitung. Sie gestand mir, sie mache sich große Sorgen wegen des Elektrosmogs. Unten stauten sich die Autos vor der Ampel, der Qualm der Abgase war zu riechen, und sie, die Aufgeklärte, sprach von den unsichtbaren Strahlen. Muss man dennoch und gerade darum ernst nehmen.

Damals – so darf man heute sprechen – konnte sich niemand vorstellen, dass es in Deutschland schon zehn Jahre später 110 Millionen Handys geben würde und weltweit nahezu fünf bis sechs Milliarden bei über sieben Milliarden Erdenbewohnern. Fast jeder hat eins. Ein globaler Volltreffer. Es gibt jetzt schon mehr Smartphones als Haustiere und Fahrräder.

Mit den handhabbaren Geräten holt man Informationen aus einer scheinbar anderen Dimension ein. Der „Cyber" sei ein spiritueller Raum, hat Alexander Kluge einmal gesagt, und freilich bietet er Platz für Assoziationen zur körperlosen Kommunikation und dem Zauber der „instantanen" Verbindung, späte Folgen der Telegraphie und der drahtlosen Übermittlung nach Lodge, Marconi und Tesla.

Man muss auf die Geschichte der Elektrizität eingehen und alle möglichen Gefahren schildern. Deshalb bietet sich ein Exkurs an in das Thema Elektrosmog, verursacht von allen möglichen Medien und Geräten, der in naher Zukunft hinübergreifen wird mit Robotern auf Kriegsgelände und im Smart Home, mit Drohnen am Himmel und Chips im Körper. Und am Ende werden wir die schöne neue Welt für das frühe 21. Jahrhundert vorliegen haben.

Sein Glanz war wie ein Licht;
Strahlen gingen von seinen Händen;
darin war verborgen seine Macht.

– Habakuk 3,4 –

1

Aufladung und Abfuhr

Im Anfang herrschte Dunkelheit über der Ur-Flut, und die Erde war wüst und leer, „tohu wa bohu", wie es noch trostloser in der Ur-Sprache Hebräisch klingt. „Da sprach Gott: ,Es werde Licht!' Und es ward Licht." Doch erst am vierten Tag schuf Er „die beiden großen Leuchten" Sonne und Mond. Das Licht des ersten Tages war also nicht das Sonnenlicht.

Aber was war es dann? Ist das wichtig? Das anfängliche Licht, das Ur-Licht, ist eine Lebenskraft, ohne die wir nicht existieren können. Keinen Zweifel lässt die Physik daran, dass das Universum „im Anfang" von superheißer elektromagnetischer Strahlung erfüllt war, die jedes Leben verglühen hätte lassen. Aus den Tiefen des Kosmos dringt immer noch Strahlung zu uns. Die Materie entstand erst nach Erschaffung des Lichts, ist vielleicht so etwas wie gefrorenes Licht.

Das Licht und das Geheimnis

Ein Schöpfer legte also einen Schalter um, wie der Große Mythos des Alten Testaments behauptet, der vermutlich in den Jahren 1000 bis 400 vor Christus von jüdischen Autoren niedergeschrieben wurde. Es war der Beginn einer schwierigen Beziehung zwischen dem Einen Gott und seinen Menschen. Im Islam schuf Allah-ta'ala einen Baum mit vier Ästen, den Baum der Gewissheit, und danach „das Licht Mohammeds in einem Schleier aus weißem Perlmutter, dem Pfauen gleich, und setzte es auf jenen Baum. Dort rief das Licht 70.000 Jahre lang *Subhanallah* (Lob sei Allah)."[1]

Das Licht brachte den Tag. Klare Sache. Doch als man näher hinschaute, erwies es sich als Mysterium, das sogar die größten Physiker zur Verzweiflung brachte, weil es zwei Gesichter hat. Es kann sich als Strom aus Teilchen darstellen oder als lichtschnelle Welle. An jeder Wechselwirkung in der materiellen Welt ist es beteiligt, es durchdringt und verbindet den ganzen Kosmos. Für Licht gibt es weder Raum noch Zeit noch Materie. Es war vorher da. Es ist immer noch da, sichtbar-unsichtbar, unerfahrbar und unergründlich – wie die Welt um uns her, von der wir nie wissen werden, wie sie „wirklich" ist, was auch für deren Quelle gilt.

Der deutsche Philosoph Ernst Cassirer schrieb in „Was ist der Mensch?", der Gott, von dem die Religionen sprächen, sei „ein Deus absconditus, ein verborgener Gott. Daher kann auch sein Ebenbild, der Mensch, nur geheimnisvoll sein."[2] Das Bewusstsein, unser inneres Licht, richtet sich auf Inhalte und hat Mühe, sich selbst zum Inhalt zu nehmen; es sieht vieles, aber sich selbst nicht richtig. Auch seine Erzeugnisse – Elektrizität und Elektrosmog – werden sich nicht restlos ihre Geheimnisse entreißen lassen.

Der italienische Erfinder Guglielmo Marconi – ihm verdanken

---

1   Das Totenbuch des Islam (1985), S. 24
2   Cassirer, Was ist der Mensch, S. 25

wir die erste drahtlose Daten-Übertragung über den Atlantik – erzählte, in der Villa Sforza auf dem Gianicolo-Hügel in Rom habe Kardinal Gasparri ihn einmal (im Oktober 1918) gefragt: „Wie können die elektrischen Wellen denn hereinkommen, wo doch die Fenster geschlossen sind?" Marconis Antwort: „Vielleicht auf dieselbe Art, wie überall der Heilige Geist eindringt!"[3]

Das war eine treffende Bemerkung, zumal in Rom und in Sichtweite zum Petersdom, der als spirituelles Zentrum des Pfingstfestes gilt. In der römisch-katholischen Kirche wird mit ihm die Aussendung des Geistes gefeiert, und man betet auf Lateinisch: „Veni, Sancte Spiritus, / Et emitte caelitus / Lucis tuae rádium." Sende vom Himmel herab deines Lichtes Strahl.

Wie die heutige Strahlung kam an Pfingsten der „Atem Gottes" (ruah ha-kodesh) herab und erleuchtete, begleitet von Gebraus, die Apostel, die plötzlich mit allen Anwesenden in deren Sprachen reden konnten. Der Heilige Geist ist Teil der Trinität, also selbst Gott, und wirkt als dessen Gegenwart in der Schöpfung. Das mag aber den Kardinal, der das Vermögen des Heiligen Stuhls verwaltete, nicht interessiert haben. Er reagierte auf Marconis Erklärung mit einem ironischen Lächeln, was den Ingenieur in „nicht geringe Verlegenheit" stürzte.

Vor allem Theologen waren irritiert von dem Licht des ersten Tages. Die Entdeckung von Magnetismus und Elektizität in der Neuzeit brachte ihnen jedoch die Erleuchtung: So also zeigte sich die göttliche Kraft in der Welt! „Das erste Licht des Tages ist das electrische Feuer", spekulierte der evangelische Theologe Friedrich Christoph Oetinger (1702-1782) und schwärmte: „Gott ist Feuer, meine Seele ist Feuer, die Natur ist Feuer." Man hätte genauso gut, meinte später Oetingers Biograf Ernst Benz, sagen können: „Gott" ist elektrisch, meine Seele ist elektrisch, die Natur ist elektrisch.[4]

---

3   Solari: Marconi, S. 224
4   Benz, Theologie der Elektrizität, S. 46

Ende des 19. Jahrhunderts huldigte man dann in Frankreich der „Fée électricité", die alles so wunderbar einrichtet und das Leben erleichtern hilft. Eine gute Fee! Die Elektrizität führte zu so etwas wie einem zweiten Schöpfungsschub und machte das Leben scheinbar zu einem Fest mit einer strahlenden Zukunft „open end". Aber gab es nicht einmal eine dreizehnte Fee, die zu einem Tauffest nicht eingeladen war? Sie verdammte Dornröschen. Unsere gute E-Fee von heute bringt Strahlung im Übermaß und damit Unheil, weil wir sie allzu bereitwillig einluden. Sie hob den Deckel – und die Strahlung war draußen und kehrt nicht mehr zurück.

Wie war sie überhaupt, die Geschichte der Pandora?

Im Anfang unserer Menschenwelt leckten Flammen empor. Das Feuer war entdeckt. Es angefacht zu haben, als hätte der Atem Gottes mitgemacht, ließ unsere Spezies überleben. Es war die erste künstliche Infrarot-Strahlungsquelle. Man konnte mit ihm Zicklein braten und sich in kalten Nächten warmhalten. Dass Zeus verlangte, ihm Tiere zu opfern, kam die armen Bauern schwer an. Allmählich bürgerte es sich ein, ihm nur mehr symbolisch zu opfern – die Knochen von Tieren.

Das musste zu Schuldgefühlen führen. Verarbeitet wurden sie in einer Geschichte: Handwerkergott Prometheus wollte Zeus beschummeln und schaffte es, dass der Göttervater gutmütig die Knochen akzeptierte. Zur Strafe jedoch nahm er den Menschen das Feuer weg. Prometheus legte ihn erneut herein und brachte das Feuer, in einem Halm versteckt, den Menschen zurück. Nun aber war das Fass übergelaufen, und der betrogene Obergott verstand keinen Spaß mehr. Er wies den Schmied Hephaistos an, eine attraktive Frau aus Lehm zu bauen, die so gut gelang, dass sie Prometheus' Bruder Epimetheus gleich zum Weibe begehrte. Der Name der Schönen war Pandora – die „alles Gebende" (*pan* heißt alles) – sicher ironisch gemeint. Denn Pandora brachte ein Gastgeschenk mit, ein Töpfchen, das der Bräutigam nicht postwendend an Zeus zurückschickte, wie ihm sein Bruder geraten hatte.

Pandora öffnete das Gefäß, und heraus entfleuchten alle denkbaren Übel und Leiden, sogar der Tod, und zurück blieb nur, am Rand klebend, die Hoffnung. Die Geschichte erklärte, warum das Leben mühevoll und endlich war. Für das hilfreiche Feuer mussten wir teuer bezahlen – wie für alles. So denken wir. Wir Menschen sind misstrauisch und glauben nicht an Gnade oder bedingungslose Liebe.

Im alten Italien war Zeus als Jupiter bekannt, der „göttlich verehrte Himmel und leuchtende Tag", der Schmied Hephaistos hieß dort Vulcan, und Pandora war die „von allen Beschenkte", weil die Göttinnen Minerva und Venus sowie Merkur ihr alles mitgaben, was sie wussten.

Dass wieder die Frau an allem schuld gewesen sein soll, ist ja nichts Neues. Aber wie Goethes Ballade vom Zauberlehrling, der den Zauberspruch vergessen hat und von Wassermassen bedrängt wird, ist die Geschichte von Pandora auch die einer Entwicklung, die unumkehrbar ist. Die Sonneneinstrahlung war die gefährlichste Strahlenwirkung gewesen, bis in der Neuzeit der Mensch künstlich Strahlen erzeugte. Sie kommen, wenn nicht durch chemische Reaktionen, so durch Entladungen zustande: durch elektrische Ströme. Der Mensch pumpte Waren und Kräfte in seine Welt, indem er die Elektrizität im großen Maßstab in „Power" übersetzte.

Der Mensch spielt Gott und will anscheinend Pandoras Büchse und die Vertreibung aus dem Paradies ungeschehen machen. Das Leben soll leicht sein, und den Tod werden wir auch einmal bezwingen, meinen wir. Die Natur brauchen wir nicht mehr – und Gott sowieso nicht.

Der Deckel ist vom Topf, der Geist ist draußen, es ist zu spät. Alles haben wir bekommen, noch mehr wird uns versprochen, und die Folgen sind nicht absehbar. Die Strahlung ist heraus und kehrt nicht zurück, sie ist überall, durchwirkt alle Lebensbereiche und trägt und prägt die Zukunft unserer komplexen Zivilisation. Sie mit einem Trick in die Wunderlampe zurückschicken zu können, wie es Aladin mit seinem Geist tat, wäre schön. Die Hoffnung haben wir ja noch, sie ließ uns Pandora bekanntlich zurück. Aber wer glaubt heute noch an Märchen?

Dschungelfluch

Wir schwimmen in einem Meer aus Energie und gleiten durch unseren selbst fabrizierten elektromagnetischen Dschungel, der von Jahr zu Jahr dichter wird, während die echte Wildnis auf dem Erdball zurückweicht. Mehr als die Hälfte der wild lebenden Tier-Spezies ist seit 1970 durch Düngen, Jagd und die Zubetonierung des Bodens verschwunden. Sogar von der UNESCO geschützte Parks und Reservate verloren in den vergangenen zwanzig Jahren zehn Prozent ihres Waldes. Der unbebaute Raum schrumpft und wird zunehmend zu einem umbauten. Dem Kahlschlag in schwer zugänglichen Regionen steht in Ballungsgebieten eine Überdosis Energie gegenüber, denn Strahlung ist Transport von Energie.

Wir haben das gesamte, zu Zeus' und Jupiters Zeiten noch leere elektromagnetische Spektrum mit selbst erzeugten Strahlen lückenlos aufgefüllt. Nach dem Zweiten Weltkrieg war das Wachstum mit fünf bis zehn Prozent noch moderat, erst im neuen Millennium wurde voll aufgedreht. Nun funkt, strahlt und pulst es allerorten, und die Botschaft „kein Netz" ist selten. Es ist ein Wildwuchs sondergleichen, und würden all die Funk- und Radiostrahlen zirpen, piepsen oder pfeifen, wir müssten uns wie in einem Hexenkessel oder in einer Teufelsküche fühlen.

Strahlung ist jedoch lautlos und unsichtbar. Sie scheint darum unwirklich. Irgendwann begann der Mensch, an „unwirkliche" Dinge zu denken und von ihnen zu sprechen, und das Vokabular entlehnte er den „wirklichen" Dingen, die er kannte. So erforschte man das Feld, den Strom, den Strahl, die Welle.

Strahlung geht von Medien (Geräten) aus, geht durch ein Medium (die Luft) und ist selbst Medium. Als Trägerin von Energie und Informationen ist sie die Unterströmung dieser hochtechnisierten, der Kommunikation und dem Konsum hingegebenen westlichen Gesellschaft. Strahlung nimmt die Form von Teilchen (alpha- und beta-Teilchen sowie Neuronen) oder von elektromagnetischen Wellen an – die Doppelnatur des Lichts.

Strahlen sehen wir nur, wenn eine Rockgruppe grüne Laserblitze durch den dunklen Konzertsaal jagen lässt oder beim Urlaub auf Kreta die Sonne vom Horizont uns ihre Abschiedsgrüße sendet. Die Masse hinter uns wird nur sichtbar durch das sie umfließende Licht, diese elektromagnetische Erscheinung. Und unser Gehirn fügt blitzartig die Information hinzu: „Dein Hotel." Ohne die Benennung bliebe die Masse formlos und ließe sich mit uns selbst verwechseln. Die Namen helfen bei der „Auseinandersetzung" von Ich und Welt und strukturieren die Mannigfaltigkeit dort draußen. Ein Darstellungsraum entstand, in dem wir uns seither sicher bewegen.

Heute tippen oder wischen wir, unsere Geräte gehen in Resonanz mit einem Streifen dieser strahlenden Anwesenheit; und unsere Informationen werden an einen anderen Ort getragen oder von diesem hierher, und wir hören nicht, wie sie im Gerät einschlagen. Johann Gottfried Herder (1744-1803) hat aus der „Fähigkeit des Menschen, aus dem ungegliederten Strom sinnlicher Phänomene gewisse Phänomene abzusondern" (Cassirer) gleich den „Ursprung der Sprache" herleiten wollen, wie sein berühmt gewordener Aufsatz von 1772 heißt. Er nannte es „Reflexion" oder „Besinnung", wenn im Menschen „die Kraft seiner Seele so frei wirket, dass sie in dem ganzen Ozean von Empfindungen, der sie durch alle Sinnen durchrauschet, eine Welle, wenn ich so sagen darf, absondern, sie anhalten, die Aufmerksamkeit auf sie richten" könne.[5] Wir können das. Wir wählen eine Welle aus und sprechen dank ihrer.

Oder soll man das Wählen einer Nummer oder das Anklicken einer Homepage mit dem Entzünden eines Feuerzeugs vergleichen, was einen „Snyper" auf uns aufmerksam macht, der einen Strahl auf uns abfeuert? Segen oder Fluch? Ein Wunder jedenfalls.

Ein Wunder bleibt es auch, dass wir eine denkwürdige Epoche miterleben dürfen, hat es doch fünf Milliarden Jahre gedauert, bis „eine intelligente Art die Fähigkeit entwickelte, sich die elektromagnetische und die Kernkraft zunutze zu machen". Doch die Gesellschaft, schreibt der Physiker Michio Kaku weiter, „möchte nie erwachsen werden und sich mit den Folgen ihrer eigenen Unverantwortlichkeit auseinandersetzen müssen".[6]

Die männlich geprägte technische Zivilisation bastelt und forscht besessen weiter. Wie der Bergsteiger den Achttausender erklimmt, „weil er da ist", so wird alles Mögliche erfunden, weil es möglich ist und man wissen will, ob es geht. Es ist ja wahr: Wäre der Mensch nicht andauernd an seine Grenzen gegangen und darüber hinaus, er stünde nicht da, wo er heute steht. Die technikversessene Community verspricht uns den Himmel auf Erden. Sie meint, dass bisher alles gut war.

E-Smog

Um die letzte Jahrtausendwende, als das Wort „Elektrosmog" gerade erwachsen geworden war, ängstigten sich viele. Der Mobilfunk steckte noch in den Kinderschuhen, und wie bei jeder neuen Technik trat die Sorge auf, ob sie dem Menschen zuträglich sei. Tun wir das Richtige? Risiken stellen dem Menschen Fragen: Willst du das auf dich nehmen? Bist du sicher?

---

5   Zit. In Cassirer, Was ist der Mensch, S. 57
6   Kaku, Im Hyperraum, S. 349

Ein paar Jahre lang war die Strahlung, die unsere Welt durchwirkt, dennoch fast sichtbar und greifbar geworden, weil man sie hartnäckig thematisierte. Die Kommunikationsmittel wurden jedoch immer handlicher und verführerischer. Man wollte sie haben, sie nur ließen einen scheinbar am sozialen Leben und am Wissen der Welt teilhaben. Die unsichtbare Trägerin der Kommunikation, die Strahlung, war stärker denn je, und auch die Gefahren waren exponentiell angestiegen, doch bald nach dem Beginn des neuen Jahrtausends versiegte die Elektrosmog-Debatte.

Der Begriff *Elektrosmog* entstand Anfang der 1980er-Jahre zusammen mit dem des Waldsterbens, das dann ein Jahrzehnt in Deutschland das prägende Umweltthema war. Elektrosmog wurde aber erst nach 1992 zu einer Sorge, als die ersten Mobilfunk-Basisstationen aufgestellt wurden. Im Jahr davor war für die DBP TELEKOM ein fünfseitiger wissenschaftlicher Artikel erschienen: „Gibt es eine Gefährdung durch elektromagnetische Felder?" Der Autor Thomas Domboldt schrieb als Fazit: „Die Hypothese, dass (schwache) elektromagnetische Strahlen an Mensch und Umwelt Schäden hervorrufen, ist nicht begründet, aber auch ihre Widerlegung ist nicht möglich." Weiter sind wir auch heute nicht.

Smog ist ein Kunstwort, bestehend aus *Smoke* (Rauch) und Fog (Nebel), und wie fürchterlich Smog wirken kann, erlebte London am 5. Dezember 1952. Nebel senkte sich über die Stadt, bis die Sichtweite nur noch wenige Meter betrug. Für London ist das nichts Ungewöhnliches, doch diese reglosen Schleier waren giftig: Sie hingen voller Sulfate und Feinstaubteilchen, den Verbrennungsrückständen fossiler Substanzen, und als nach vier Tagen wieder klare Sicht herrschte, waren 4000 Menschen gestorben und 100.000 Londoner lagen in den Krankenhäusern. „Fair is foul and foul is fair", singen die drei Hexen im Prolog zu Shakespeares „Macbeth" von 1606. „Hover through the fog and the filthy air." Fliegt durch den Nebel und die dreckige Luft!

In der Luft von Kampala sitzen auf den Mittelstreifen der Straßen Mütter mit ihren Kindern und betteln. In vielen afrikanischen und asiatischen Städten lässt sich nur mit Mühe atmen. Sechzehn der zwanzig schlimmsten Smog-Städte dieser Welt liegen in China. Wie eine Forschergruppe am Max-Planck-Institut für Chemie in Mainz berechnete, kosten jährlich in Deutschland Stickoxide, Feinstaub und Ozon – kurz: die Luftverschmutzung – 35.000 Menschen das Leben. In ganz Europa starb 2016 fast eine halbe Million Menschen am Smog, und weltweit waren es 3,3 bis 3,7 Millionen; mit den Opfern der Verkehrsunfälle sind es fast fünf Millionen Tote, was jedoch noch unter den sechs Millionen liegt, die im Jahr am Tabak sterben, der in Form von Smog den Lungen zugeführt wird.

Umweltverschmutzung verkürzt ein Leben um durchschnittlich neun Monate. Die Medizin hält dagegen und verlängert unser Leben, Jahr um Jahr um wieder ein Jahr, analog zum Duell zwischen den Bakterien und den Antibiotika, Virenerzeugern und -bekämpfern, zwischen Dopern und Dopingbekämpfern. Feinstaub ist für 25% der Lungenkrebs- und 15% der Herzinfarkt-Toten verantwortlich. In Turin wurden 2016 die Grenzwerte für Feinstaub an sechsundachtzig Tagen überschritten; ein Drittel der dortigen Bevölkerung soll „besorgt" sein. Wenn es auf solche deutlichen Gefahren keine deutlichere Reaktion gibt, ist im Fall Elektrosmog wenig zu erhoffen.

Aber warnen muss man! Elektrosmog soll nicht zur Lebensgefahr werden. Pauschal wird ja jede menschengemachte elektromagnetische nicht-ionisierende Strahlung als Elektrosmog verstanden. Doch der Mensch selbst ist ein elektromagnetisches Wesen. Wir tragen Strukturen in uns, die uns auf diese Wellen reagieren, die uns mit ihnen „in Resonanz treten" lassen, und wir bauen Ordnung aus ihnen auf. Unsere Zellen brauchen das elektromagnetische Licht, um leben zu können. Unsere Atome schwingen, und die Felder schwingen. Wir oszillieren und pulsieren. Herz und Gehirn setzen Strahlen ab. Was Mobilfunk kann, kann unser Körper schon längst.

Wir reagieren auf Strahlung. Alles reagiert auf Strahlung, und letzten Endes ist alles Strahlung. Die alten Griechen sahen Ur-Substanzen, die modernen Physiker erkannten Funktionen und Kräfte, die vier Grundkräfte: Die starke und die schwache sowie die elektromagnetische Wechselwirkung, außerdem die Gravitation. Wie wirkt eine Kraft über eine Entfernung? Vor dem Fenster bewegen sich wie wild die Blätter eines Baums; wir müssten eine unsichtbare Kraft dafür verantwortlich halten, wüssten wir nicht, dass vermutlich Wind weht.

Die rätselhafte Gravitation erklärte Einstein durch die Krümmung der Raumzeit, aber einleuchtender ist die Erklärung durch die „dunkle Materie" im Universum (84% seiner Gesamtmasse), die die Objekte der Galaxie verbindet. Die anderen drei Grundkräfte werden durch die „Eichbosonen" vermittelt, die keine Masse haben. Da fliegen also Teilchen ohne Masse hin und her und lösen Wirkung aus. Im Elektromagnetismus sind das die berühmten Photonen, die Lichtteilchen. Wirkungen aber gibt es, weil der Empfänger auf die Teilchen „geeicht" ist, sie wohlwollend empfängt und auf sie reagiert. Unser Körper ist ein guter Empfänger für Strahlung, er ist auf sie vorbereitet.

Doch kann ihm zu viel intensive oder dauerhaft einwirkende Strahlung schaden. Unsere Umwelt macht uns ja jetzt schon zu schaffen. Allergien sind eine verbreitete Volkskrankheit: Nach einer Studie von 2012 sind 25% aller Männer und 39% aller Frauen in Deutschland Allergiker – also fünfundzwanzig Millionen Menschen, fast ein Drittel der Bevölkerung. Ganz oben steht der Heuschnupfen. Die Elektrohypersensibilität – die körperliche Reaktion auf elektrische Felder – ist nicht so weit verbreitet und noch kaum erforscht; 1,5% der Bevölkerung sollen nach konservativen Schätzungen betroffen sein, das wäre immerhin eine Million Menschen. Ein Zeuge meint gar, Elektrosmog – dieser künstlich produzierte Strahlenbeschuss – sei zuweilen zu sehen.[7] Seine Farbe sei „ein widerliches milchiges Grau-Weiß". Und Elektrosmog mache sich in Wohnungen durch schlechte Gerüche bemerkbar.

Elektrinfiziert

Ob wir es wollen oder nicht: Unsere Gedanken und Handlungen werden zu einem bestimmten Grad von den elektromagnetischen Feldern in unserer Umgebung beeinflusst, die ja auch natürlichen Ursprungs sind. In Zeiten der Resonanz mit der Einstrahlung – wenn sie uns aufnahmebereit findet – sollten wir, meinte der Amerikaner Robert O. Becker, in einem veränderten Bewusstseinszustand sein. Denn der Körper werde eingehüllt von der Strahlung und sozusagen ungefragt als Sender und Empfänger benutzt, werde als lebendes elektrisches Gerät miteinbezogen und von den fremden Feldern „übernommen".[8]

Wir sind ungeahnt schon elektrisch infiziert – „elektri(n)fiziert" ist unsere Welt. Die Strahlung kann das Immunsystem lahmlegen und im Körperinneren Störungen hervorrufen. Sie führt zu Stress.

Elektrisch infiziert sind wir schon durch die neue Begeisterung für alles, was Elektrizität heißt. Ein Elektrosog hat uns erfasst. Viele wirken jetzt schon wie fremdgesteuert und kaufen alles, was ein „E" vor dem Namen hat. Die Zukunft wird, glauben sie, elektrisch sein, also geräuschlos, effizient, automatisch und grandios.

Diejenigen Leidgeprüften, die die unsichtbaren Einflüsse am eigenen Körper spüren, also stark elektrosensibel sind – elektrohypersensibel –, gehen nicht mehr außer Haus, wagen sich nicht mehr unter Menschen, leben oft im Wald und tragen manchmal sogar Strahlenschutzanzüge. Ist das die Zukunft? Werden auch

---

7   Hellemann, Ständig unter Strom, S. 183
8   Budden, electric ufos, S. 117

wir eines Tages nur noch vermummt in die Außenwelt treten können wie im Science-Fiction-Film? Für unsere Psyche sollten wir uns einen inneren Tempel oder einen Psycho-Panzer zulegen, rät der amerikanische Magier William G. Gray, denn Elektrosmog werde von einer erstickenden geistigen Atmosphäre begleitet, die jede technische Innovation für toll und das Leben für einen Konsumtrip hält. Tempel oder Rüstung sollten jedoch spezielle Antennen haben, um spirituelle Gedanken einzufangen. Der Magier ist übrigens, sicher nicht zufällig, ein Namensvetter von Harold Gray, dessen Name die Einheit angibt, wieviel Strahlung ein Kilo menschliches Gewebe aufnimmt (Abkürzung Gy).[9] Statt der Abschirmung vielleicht doch mit ein paar spirituellen Büchern auf eine Insel ziehen. Doch wo ist das Funkloch, diese Tarnkappe aus Nicht-Strahlung? Gibt es eine Weltkarte, die *Kein-Netz-Regionen* ausweist?

Das Unsichtbare macht Angst, wenn darüber gesprochen wird, gerät aber im Wirbel der Bilder und Botschaften rasch in Vergessenheit und wird problemlos verdrängt. So wird hemmungslos gesendet und auch ein wenig gewarnt, doch die echten Gefahren geraten aus dem Blick. Noch wird uns versichert, dass die Grenzwerte eingehalten werden, aber denken wir an den „Dieselgate"-Skandal vom Herbst 2015! Dass ein gewisses Bewusstsein vorhanden ist, zeigen die Warnungen von Apple im November 2016, man möge bei deren neuem iPhone 7 doch besser die Freisprecheinrichtung verwenden und das Gerät fünf Millimeter vom Körper fernhalten. Es bleibt zwar innerhalb der SAR-Grenzwerte, aber die Warnungen zeigen: Man ist auch in der Industrie vorsichtig geworden.

Wissenschaftliche Studien zum Elektrosmog muss man genauer betrachten. Bezahlt sie die Mobilfunkindustrie, werden viel seltener signifikante, die Gesundheit bedrohende Effekte ge-

---

9   Gray, Temple Magic, S. 38-40

funden, ermittelte das Institut für Sozial- und Präventivmedizin der Universität Bern anhand von neunundfünfzig Studien in den Jahren von 1995 bis 2005. Doch jedes andere Ergebnis hätte uns gewundert.

Im Herbst 2016 fragte eine deutsche Publikumszeitschrift: „Wie viel Smartphone ist gut für Ihre Kinder?" 2011 hätten 25% der 12- bis 19-Jährigen ein Handy besessen, 2015 seien es 92% gewesen. Die Vollversorgung ist fast erreicht. 2016 wurden in Deutschland erstmals weniger Handys verkauft als im Jahr zuvor, nur noch dreiundzwanzig Millionen. In der Titelgeschichte der Zeitschrift lag der Fokus auf der drohenden Internet- und Chat-Sucht. Jugendliche Gehirne seien „nicht bereit für die Gefahren aus dem Netz", hieß es da, und in dem zur selben Zeit gesendeten österreichischen Film „Digitale Nebenwirkungen" noch präziser, dass im Gehirn „Areale des Frontallappens" durch starken Medienkonsum verkümmern könnten.

In Film und Artikel indessen kein Wort über die Strahlengefahr, die junge, im Wachstum befindliche Gehirne besonders bedroht. Eine Resolution des Europarats stellte im Mai 2011 fest, dass durch hochfrequente Strahlung eine „akute Gefahr für die Bevölkerung, besonders für Jugendliche und Kinder, besteht".

In Deutschland gibt es rund 300.000 Mobilfunk- und zwei Millionen kleinere Sende-Anlagen, rund 100 Millionen WLAN-Sender und schnurlose Telefone sowie über 100 Millionen Mobiltelefon-Verträge. Fünf Milliarden Handys mindestens sind weltweit täglich in Betrieb. Sie alle senden elektromagnetische Strahlen aus, die wie unsichtbare Besucher überall eindringen, sogar in geringem Maß in unsere Körper. „Verwegne Störung! widerwärtig tritt sie ein"[10], könnte man Faust zitieren, der seine Seele dem Mephistopheles verkaufte. Man spürt es kaum.

Ab 2020 wird die Ermittlung des Energieverbrauchs in Häu-

---

10   Goethe, Faust, S. 344

sern mit über 6000 Kilowattstunden Verbrauch jährlich digital erfolgen und verpflichtend sein. Das neue Gesetz zur „Digitalisierung der Energiewende" von 2016 behandelt eingehend „Kosten und Nutzen" und verspricht „Datenschutz und Datensicherheit". Auch in diesem Gesetz steht kein Wort über die Strahlung. Nicht einmal Grenzwerte sind genannt. Im digitalen Rausch wird der Aspekt der Strahlung, die im Haus implantiert wird und uns auf den Leib rückt, einfach nicht zur Kenntnis genommen.

Dafür finden wir, wenn wir eine Kerze kaufen, auf der Packung fast ein Dutzend kleine Schaubilder vor, die uns vor den Gefahren dieses scheinbar gefährlichen Objekts warnen, das seit fast 5000 Jahren die Herzen erfreut und oft wie ein Lebewesen behandelt wurde. Die Kerzenflamme weist Stoffwechsel auf, bewegt sich von selbst und passt sich an äußere Bedingungen an: Stabilität durch Flexibilität, das Erfolgsrezept des Menschen. Auch vor Zigaretten warnt man plakativ, sie sind ja gefährlich. Doch wie warnt man vor dem Unsichtbaren?

Das elektromagnetische Spektrum beginnt mit dem elektrischen Gleichfeld (Frequenz null: keine Schwingung) und den langwelligen Pulsen des Erdmagnetfelds, die uns vor den Radiowellen und Mikrowellen aus dem All mit ihren Trillionen von Schwingungen pro Sekunde abschirmen. Auf das Radiospektrum (Frequenz 10^4 bis 10^8) folgen die Mikrowelle (10^9 bis 10^{11}), die Infrarotstrahlung (10^{12} bis 10^{14}) und endlich – bei Frequenz 10^{15} Hertz – das sichtbare Licht. Das sehen wir, und damit nur ein Prozent des ganzen Spektrums. Ein Prozent ist vermutlich auch der Anteil, den wir (allerhöchstens) von dem mitbekommen, was unsere Existenz ausmacht, aber verborgen bleibt. „Das Wesentliche ist für die Augen unsichtbar", sagt der Fuchs im Buch „Der kleine Prinz" von Saint-Exupéry. „Man sieht nur mit dem Herzen gut."[11]

Das ultraviolette Licht gehört gerade noch zu der Strahlung,

---

11   Saint-Exupéry, Der kleine Prinz, S. 98

die Atome oder Moleküle unangetastet lässt. Man sagt, sie sei „nicht-ionisierend". Anders ist das mit der Röntgenstrahlung, den Gammastrahlen und der kosmischen Strahlung. Sie sind gefährlich. Über die Quellen und Wirkungen von Strahlung wüssten wir heute jedoch mehr als über jeden anderen gefährlichen Agenten, behauptet das UNEP (United Nations Environment Programme) in seiner Schrift „Radiation" (Strahlung, 2016). Als Strahlung gilt ihr nur die gefährliche ionisierende. Ihr seien wir auch in unserer Umwelt ausgesetzt, seit jeher. Pulsare und Quasare senden wie andere Millionen Quellen Ströme elektrisch geladener Elementarteilchen, und auch die Sonne und andere Planeten strahlen Radiowellen ab. Wir spüren das nicht.

Der hauptsächliche künstliche Erzeuger von Strahlung sei unsere Hightech-Medizin. Radio- und Funkwellen sind also für die UNEP nicht Strahlung. Aber was sind sie dann? Harmlose Wellen wie die, die am Mittelmeer den Strand bespülen?

Geladene Menschen

Anuschka, eine französische Schülerin, ging beherzt zum Podest, stellte sich hinauf, blickte sich um … doch dann wurde es ihr unheimlich, sie brach in Tränen aus, rannte davon und verbarg sich unter ihren Mitschülerinnen. Eine Lehrerin stellte sich dann der Demonstration und auf das Podest. Sie wurde geheißen, eine Kugel zu ergreifen, die Mitarbeiterin des Museums „Electropolis" kurbelte wie wild an etwas herum – und dann standen die Haare der jungen Frau ihr nach allen Seiten vom Kopf ab. Es war beeindruckend, weil es lange rote Haare waren. So etwas erlebt man im „Theater der Elektrostatik", einem Raum im Elektrizitätsmuseum von Mulhouse im Elsass. Elektrostatik, das sind elektrische Gleichfelder.

Elektrisiermaschinen

Schon zweihundert Jahre zuvor waren derartige Demonstrationen ein beliebtes Unterhaltungsspiel. Adelige Damen freuten sich, aufgeladen, daran, aus ihren Fingerspitzen winzige Blitze austreten zu sehen. Auch an den Enden der Walknochen, die ihr Korsett in Form hielten, funkte es. Verehrer konnten einen elektrisierenden, schmerzhaften Kuss erhalten, der um so denkwürdiger blieb, da er zuweilen vom Verlust einiger Zähne begleitet war.

Ein Freund von Percy Bysshe Shelley (1792-1822) erzählte, dass der englische Poet gern aus dem Durcheinander auf seinem Schreibtisch eine kleine Elektrisiermaschine hervorzauberte und sich auflud, bis knatternd Funken entwichen und seine langen, wilden Locken nach allen Seiten abstanden. Das bereitete Shelley eine diebische Freude.[12]

In seiner „Ode an den Westwind" pries er diesen als „Atem von des Herbstes Wesen", als „Engel des Regens und des Blitzes" und schrieb, die „Locken des nahenden Sturms" seien auf den Wogen ausgebreitet „wie das helle Haar, das sich auf dem Haupt einer wilden Mänade bauscht"[13]. Mit seiner Freude an der Elektrizität steckte Shelley wohl auch seine Frau Mary an, die dann im Juni 1816 in einem Schloss am Genfer See ihr Werk „Frankenstein" hervorbrachte, dessen Titelgestalt mittels elektrischer Apparaturen in Ingolstadt einer „Kreatur" verhilft, das Licht der Welt zu erblicken.

Die Elektrisiermaschine gab es damals schon seit hundert Jahren. Der oberste Experimentator von Sir Isaac Newton, Francis Hauksbee, steckte Quecksilberkügelchen in eine Flasche, pumpte Luft ab, und wenn er mit der Hand die Flasche rieb, glühte das Innere bläulich, dass man in diesem Licht sogar lesen konnte. 1706 gelang es ihm dann, seine „Influenz-Maschine" zu entwi-

---

12   Fara, An Entertainment for Angels, S. 1/3/56
13   Mehl, Englische Gedichte, S. 99

ckeln, die die ganze Flasche auflud. Berührt man sie, teilt sich die Ladung dem Körper mit und will entweichen. Die Härchen stellen sich auf, und besonders das Haupthaar wird auf- und straff ausgerichtet, denn es gibt Abstoßungskräfte, die den Abstand der gleichnamigen Restladungen vergrößern. Die Elektronen wollen weg, hinaus!

Den leichten Schlag der Entladung spürt man. Schmerzhafter ist der Stromstoß, wenn man gleichzeitig das Glas und den Faden berührt, der hineinführt in das elektrisch geladene Wasser der „Leidener Flasche", die nicht wegen der gelegentlichen Leiden des Experimentators so heißt, sondern weil in Leyden zu Holland sie Pieter van Musschenbroek (1692-1761) entwickelte. Es war der erste Kondensator, erlaubte also die Aufbewahrung und den Transport von Ladung, die sich auch tagelang hielt.

Den Namen gab der Flasche 1746 Jean-Antonie Nollet (1700-1770), ein Geistlicher und Physikprofessor. Im selben Jahr verband er 180 Soldaten mit Kabeln, ließ den ersten in der Kette die Flasche halten und den letzten Mann den Leiter berühren. Sie sprangen augenblicklich gleichzeitig in die Höhe. König Ludwig XV. war beeindruckt. Später sprangen auch 700 (oder 800) aufgestellte Kartäusermönche unwillkürlich hoch. Solche unethischen Experimente stellte man früher an.

Aufladung ist an sich nicht gefährlich, doch das Potenzial will sich realisieren und kann es nicht erwarten, sich abzuführen. Gefährlich wird es, wenn ein Funke auftritt: Dann kommt es zur Explosion. Bei der Befüllung von Tankern und Lastwagen entsteht oft elektrostatische Aufladung, die durch Erdungsgeräte im Zaum gehalten wird.

Das gibt es auch ohne Strom: Dass der „Funke überspringt", dass ein „Ruck durch die Mannschaft" geht oder Zuhörer von einem Referenten oder einer Referentin „elektrisiert" werden – jedoch geistig, ohne gesundheitliche Folgen.

1776 entwickelte Alessandro Volta den „Elektrophor", mit dem sich statische Elektrizität herstellen ließ. Der Graf – Alessandro Giuseppe Antonio Graf von Volta aus Como - konnte 1783 kleinste Elektrizitätsmengen messen und sprach als Erster von „Spannung", um dieselbe Zeit, als Charles Augustin de Coulomb sein elektrostatisches Kraft-Abstands-Gesetz vorstellte: Die Ladung schwächt sich mit der Entfernung ab, und als elektromagnetische Wechselwirkung zählt das Coulomb-Gesetz zu den vier Grundkräften der Physik.

Zehn Jahre vorher hatte Coulomb über Baustatik publiziert, nun wurde er zum Architekten der Elektrostatik. Sein Name bezeichnet die Einheit der elektrischen Ladung, und der Volt (das klang wohl, wünschbar, härter und männlicher als „Volta") steht für die Spannung. Die Feldstärke der Gleichfelder, also die Luftelektrizität, wird in Volt pro Meter angegeben.

Wir erleben einen kleinen Stromschlag gelegentlich als Mikroschock an Autotüren oder Türklinken. An der Oberfläche unseres Körpers hatte sich bei jedem Schritt Elektrizität aufgespeichert: Elektrische Ladungen, die wegen Teppichen oder Gummisohlen nicht abfließen konnten. Die gleichnamigen Ladungen drängen sich zusammen. Die Türklinke jedoch ist geerdet, und wenn sich die Hand ihm nähert, springen Teilchen über. Die getrennten Ladungen wollen sich nämlich dringend wiedervereinigen. Unser elektrisches Potenzial, das so abgegeben wurde, betrug dann von 10.000 bis 45.000 Volt. (Der französische Sänger Gilbert Bécaud, geboren 1927 und gestorben 2001, hieß wegen seines Temperaments „Monsieur 100.000 Volt".) Erdung ist wichtig, um das Potenzial auszugleichen. Sie verhindert, dass die Aufladung an unerwünschter Stelle abgeführt wird und den Menschen verletzt.

Elektrostatik entsteht durch Spannungen auf Kunststoffoberflächen, Synthetikfasern oder Bildschirmen. Ihre Materialien haben sich aufgeladen; sie besitzen eine unterschiedliche Verteilung von negativen und positiven Ladungsträgern: Elektronen und Protonen. Es knistert also, wenn wir uns Materialien nähern, deren Ladungen getrennt sind – knisternde Spannung. Auch wenn wir uns den Wollpullover über den Kopf ziehen oder uns kämmen, entstehen Felder, die aber im Entweichen rasch schwächer werden.

Aufgeladene Steine

Dass Steine sich aufladen, würde man nicht erwarten. Von manchen aufrecht stehenden Steinen kann man jedoch durchaus einen leichten Stromschlag erhalten. Megalithe können aus ihrer Umgebung in den Jahrtausenden genug statische Elektrizität aufgenommen haben, um sie mitzuteilen. Die stehenden Steine gleichen Menschen und werden wie diese von den unsichtbaren Strömen umflossen. In vergangenen Epochen verwendete man diese Kraft zum Heilen oder zur Bewusstseinsveränderung.

Auf magnetischen Steinen wiederum schlief man, um Visionen zu befördern. So hatten japanische Kaiser einen speziellen Traumstein, den „kamudoko". Manche Magnetitsteine wurden auch in Heiligtümer eingebaut, und Turmaline, auch „Aschemagneten" genannt, waren (neben dem Bernstein, dem „electron") begehrte Glücksbringer.

Gamma-Strahlen, die von einem Monument ausgehen, lösen möglicherweise Reaktionen im Gehirn aus. Wenn jemand an einem Monument Empfindungen hat – sind es dann seine eigenen elektromagnetischen Felder, die mit denjenigen der Steine in Resonanz treten, ist es eine Reaktion eines der fünf Sinne oder noch etwas anderes? Innen und außen, Geist, Körper und Umgebung, verschwimmen, die Grenzen werden aufgelöst – es fließt Energie.

Der *Omphalos* oder der „Nabel der Welt" war ein Kultstein im griechischen Delphi. Pausanias, der große Reiseschriftsteller der Antike, überlieferte uns, dass man ihn für den mythischen Kreuzungspunkt von Himmel, Erde und Unterwelt hielt. Er war der Kanal zwischen der Welt der Geister und den Menschen.[14] Die Römer stellten ihren „Umbilicus" später auf dem Forum Romanum auf. Er war platziert in der Mitte der Ewigen Stadt, die die Mitte der sichtbaren Welt war.

Der Bergkristall verbindet uns mit dem Reich der Steine. In ihm vereinen sich Silizium und Sauerstoff zu einem Gitter, Urstruktur des Kristalls, der oft als verfestigtes Licht oder „heiliges Eis" beschrieben wurde. Kristalle bringen Energie von einer Form in eine andere. Sie sind Akkus und Transformatoren in einem. Besonders Bergkristalle verhalten sich wie Kondensatoren, indem sie Energie in einer Form speichern, die später entladen werden kann. Bergkristall ist Siliziumoxid, das, künstlich hergestellt, eine wichtige Rolle in der Halbleiterbranche spielt, die integrierte Schaltungen herstellt.

Spezielle geometrische Formen wie Pyramiden, Spiralen, das Pentagramm und der Sechsstern könnten wie die Kristalle Resonanzen mit Wellen herstellen oder solche ableiten. Darüber wissen wir noch nicht genug. Es wird erzählt, dass in dem kleinen Ort Hemberg im Schweizer Kanton Appenzell-Ausserrhoden, gelegen in einem Waldgebiet, viele Menschen unter Elektrosmog litten. Pyramiden wurden aufgestellt, und die Symptome verschwanden.

Wir sind ja auch seelisch manchmal geladen, sind voller Wut, und dann reicht ein Wort, dass es zur Entladung kommt. Spannung gibt es im Krimi, in Beziehungen von Menschen und auch zwischen Staaten. Das Leben vollzieht sich zwischen den zwei Polen Geben und Empfangen. Immer neu entsteht ein Spannungsgefälle, damit sich das Leben äußern kann. Diese Spannung muss abgebaut werden. Ginge das nicht, würde alles einschlafen – und der Welttod wäre die Folge.

---

14 Devereux, Earth Memory, S. 188/195

Statische elektrische Felder sind nicht gefährlich. Sie üben eine Kraft auf geladene Teilchen aus, die unterschiedlich verteilt in den Materialien vorliegen und zueinander kommen wollen. Gleichnamige Ladungen stoßen sich ab, unterschiedliche ziehen sich an (das Coulomb-Gesetz), und so konstellieren sich die Träger neu, begierig darauf, diese nun herrschende Spannung unter ihnen abzuführen – als elektrischen Strom. Wenn ein Feld und ein Stromkreis vorliegen und ein Funke hinzukommt, fließt er: Durch das Kabel hindurch, weil ihm kein anderer Weg bleibt. Wenn kein Kabel da ist, kann der Funke eine chemische Reaktion auslösen: eine Explosion.

Blitztreffer

Roy Cleveland Sullivan wurde im Lauf seines einundsiebzig Jahre dauernden Lebens sieben Mal vom Blitz getroffen, ohne ernstlich Schaden davonzutragen. Schon als Kind erlebte er es, dass sein Sensenblatt vom Blitz erwischt wurde, wonach ein ganzes Feld Feuer fing. Er wurde Ranger im Shenendoah National Park. 1942 erwischte es ihn in der Nähe eines Turms, der ohne Blitzableiter war, 1969 in seinem Lastwagen, 1970 in seinem Vorgarten, wo der Blitz in einen Transformator schlug und auf ihn übersprang, was ihn drei Meter durch die Luft schleuderte. Nach dem vierten Treffer 1972 war er überzeugt: „Ich kann in einer Gruppe von Leuten stehen, und ich werde getroffen."

Nach dem sechsten Blitzschlag, bei dem sein Haar in Brand geriet, begannen ihn seine Bekannten zu meiden. Einmal hängte Sullivan mit seiner Frau Wäsche auf, rasch zog ein Gewitter auf, ein Blitz schoss aus den Wolken hernieder – und traf seine Frau. Vielleicht hätte er ihn treffen sollen. Ende September 1983 starb der Ranger, nicht durch einen Blitz, sondern durch eine Schusswunde, und es wurde nie geklärt, ob es Selbstmord war oder ob seine Frau ihn getötet hatte.[15]

Sprache der Götter

Der Blitz galt seit Menschengedenken als die Sprache der Götter. Zeus tötet mit einem Blitz Asklepios, der, vom Gold verführt, eine Heilung vorgenommen hatte, und auch seine Geliebte Semele streckt er so nieder. „Gott tritt hervor in der Sprache des Erregenden", heißt es im chinesischen Weisheitsbuch I Ging, und „erregt werden die Dinge durch Donner und Blitz".[16] Erhellt wird durch ihn die ganze Landschaft. Wie ein Blitz wirke auch die Einsicht, die den Menschen manchmal überkomme, sagte Krishnamurti in dem Buch „Vom Werden zum Sein", und sein Gesprächspartner David Bohm fügte (1984) hinzu, die Einsicht sei „der Lichtblitz, der Erkenntnis ermöglicht", sei also grundlegender als Erkenntnis. Der Mensch wird durch den Blitz gewissermaßen erleuchtet.

Tiffany Snow war eine amerikanische Songwriterin und Produzentin in Nashville, als sie ein Blitz traf und fast umbrachte. „Das Beste in meinem Leben war, dass ich es beinahe verloren hätte", sagte sie später. Nach ihrer Nahtod-Erfahrung war sie plötzlich medial begabt, arbeitete mit dem FBI in Vermissten-Fällen zusammen, wurde zur christlichen Heilerin und schrieb drei Bücher. Dannion Brinkley telefonierte 1975 während eines Gewitters, als der Blitz in seinen Hörer einschlug. Dann sei er, erzählte der Amerikaner, in seligem Frieden oberhalb seines Körpers geschwebt, den er betrachtete. Seine Schuhe rauchten, und sein Telefonhörer war verschmort. Seine Frau beugte sich über ihn, und er sah zu. Später erlebte Brinkley viele Zeitsprünge. Einmal sank er in London unversehens in Trance und sah

---

15 Proud, Strange Electromagnetic Dimensions, S. 121-124
16 Wilhelm, I Ging, S. 283

sich vor dem Parlament in eine Szene des 19. Jahrhunderts zurückversetzt.[17]

Ein Blitz bringt 500 Megajoule Energie auf – genug, um tausend Liter Wasser zum Kochen zu bringen. Er erhitzt die Luft, die er durchfährt, auf die fünffache Temperatur der Sonnenoberfläche. Dennoch kommen in den USA auf fünfzig Opfer fünfhundert Menschen, die den Blitzschlag mit Verletzungen überleben. Im Kongo gibt es die meisten Blitze. In Kifuka, in den östlichen Bergen des riesigen Landes, werden im Durchschnitt 138 Blitze pro Jahr verzeichnet – in der deutschen „Blitzhauptstadt" 2015, in Schweinfurt, waren es im Durchschnitt nur etwa fünf pro Quadratkilometer.

„Aus der Wolke, ohne Wahl, / Zuckt der Strahl! / Hört ihr's wimmern hoch vom Turm? / Das ist Sturm! / Rot wie Blut / Ist der Himmel, /Das ist nicht des Tages Glut! / Welch Getümmel / Straßen auf! / Dampf wallt auf! / Flackernd steigt die Feuersäule, / Durch der Straßen lange Zeile / Wächst es fort mit Windeseile, / Kochend wie aus Ofens Rachen / Glühn die Lüfte, Balken krachen, / Pfosten stürzen, Fenster klirren, / Kinder jammern, Mütter irren, / Tiere wimmern / Unter Trümmern, / Alles rennet, rettet, flüchtet, / Taghell ist die Nacht gelichtet …" So dichtete Friedrich Schiller in seinem Lied von der Glocke. Was war passiert?

Eine Spannung hatte sich aufgebaut. Schnell aufsteigende Luftmassen ließen Teilchen stark abkühlen, versorgten sie mit positiver Ladung und nahmen sie mit. Graupelteilchen schluckten Elektronen, sanken nach unten und schufen dort eine negative Ladung. Dann spitzte sich die Lage zu. Vorentladungen spurten einen Blitzkanal, der sich stufenweise aufbaute und, sich aufspaltend, noch vor sich hintastete. Von spitzen Gegenständen auf der Erde gingen Fangentladungen aus, die sich passende Feuerstöße vom Himmel „suchten" und mit ihnen zusammentrafen. Durch

---

17 Brune, Le Nouveau Mystère, S. 153/154

den einen Zentimeter breiten Blitzkanal erfolgte die Hauptentladung. Die erhitzte Luft ringsherum breitete sich als Druckwelle nach allen Seiten hin aus und grollte als Donner.[18]

Aufrührer und Abführer

Dann kocht die Luft. Blitz ist Gewalt und steht für Feuer, das für Paracelsus, den „Medicus" des 16. Jahrhunderts, „das edelste und höchste Element" war. „Feuer ist ein halber Spiritus. Denn das Feuer ist Herr und Richter unter den Elementen." Über 400 Jahre später, in unseren Tagen, nannte der Physiker Carl Friedrich von Weizsäcker das Feuer das „Gleichnis der Zerstörung: es nährt sich, indem es Festes verzehrt". Es sei das Gleichnis des Lebens: durch den Stoffwechsel, das Licht und den Geist. Der göttliche Geist sei „ebensowohl das ruhende Licht, in dem alle Formen sich zeigen, wie das fordernde und verzehrende Feuer".[19] In der jüdischen Mystik ist die Lebenskraft mit dem Feuer und der höchsten Himmelsregion Atziluth verbunden. Das zugehörige hebräische Zeichen ist das wie Feuer zischende *Schin*. Damit das herabstoßende Feuer gezähmt werde, muss es in die Erde geleitet werden.

Prometheus, der das Feuer von den Göttern herabgebracht haben soll, baute in einer Variante des Mythos selbst Menschen aus Lehm, die ihm aber nicht gut gerieten. Hesiod schilderte ihn in seinem Buch „Werke und Tage" als ziemlich dreisten Betrüger. Goethe griff dies auf. „Bedecke deinen Himmel, Zeus, / Mit Wolkendunst", ließ er Prometheus sagen. „Ich dich ehren? Wofür? – Hier sitz ich, forme Menschen / Nach meinem Bilde, / Ein Geschlecht, das mir gleich sei, / Zu leiden, zu weinen, zu genießen und zu freuen sich, und dein nicht zu achten, wie ich!" Das waren kühne Aussagen damals.

In der jüdischen Kabbala heißt der Aufrührer Luzifer, der

---

18 Lay, Kirlian Fotografie, S. 24
19 Weizsäcker, Aufbau der Physik, S. 586/587

Lichtbringer. Er trug zur Schöpfung der materiellen Welt bei und weckte kreative und sexuelle Kräfte im Menschen, wofür er den Platz neben Gottes Thron verlor und hinabsank in den Abgrund, um künftig als Samael oder Satan, begleitet von seiner Gefährtin Lilith, über die „dunkle Seite" zu kommandieren.

Der Königsberger Philosoph Immanuel Kant erkannte viel später einen „zweiten Prometheus": Benjamin Franklin. In einer Grabinschrift für ihn in Frankreich hieß es, dass er „den Blitz dem Himmel entriss und das Zepter dem Tyrannen". Um 1750 meinte man noch, ein Blitz sei Gottes Wille, man müsse ihn wirken lassen, und der königliche Tyrann hatte Amt und Zepter ebenfalls von Gott. Der amerikanische Geschäftsmann war beliebt und starb im Juni 1790, als die französische Revolution erste Erfolge erzielt hatte.

Franklins revolutionärer Dienst bestand darin, Priestern, die in Kirchen einschlagende Blitze als göttliche Strafen für Sünden betrachteten, zu entgegnen, die Kirche sei eben meist das höchste Gebäude eines Ortes. Eine Stange (*rod*) mit Ableitung helfe mehr als Gebete. So erfand er den Blitzableiter, diese wohltätige Erdung himmlischer Kraft, und wurde wohlhabend. Damals kam sogar der Gedanke auf, alle Frauen sollten Blitzableiter tragen in Form einer Kette, die vom Haupt zur Erde verliefe; denn sie seien durch Seidenschuhe und metallene Haarklammern besonders gefährdet.[20] Der Mann war immer erfindungsreich, wenn es darum ging, die Frau in ihrem Bewegungsdrang zu beschränken.

Den Blitz entriss Franklin dem Himmel, indem er aus einem Taschentuch und einem Holzkreuz einen Drachen bastelte und an dem Faden, an dem dieser schwebte, einen gut isolierten metallenen Schlüssel befestigte. Den Drachen manövrierte er in eine Gewitterwolke, und durch den Schlüssel kamen Funken herab und luden eine Leidener Flasche elektrisch auf. Damit habe er,

---

20   Fara, S. 79

schrieb er, „die Gleichheit der elektrischen Materie mit derjenigen des Blitzes" vollständig bewiesen.

Zur Nachahmung wird dieser Versuch nicht empfohlen. Auch Franklin erhielt einst einen empfindlichen elektrischen Schlag, als er durch eine komplizierte Apparatur wieder einmal einen Truthahn durch Elektrizität rösten hatte wollen. Einmal war es ihm schon gelungen: Er hatte Strom über einen Fluß geführt und ihn den Vogel zum Thanksgiving-Fest töten lassen, den der „Showman" Franklin dann auch noch elektrisch grillte, denn dadurch wurde das Fleisch besonders zart.

Professor Georg Wilhelm Richmann bezahlte seine Unachtsamkeit am 26. Juli 1753 in Leningrad jedoch mit dem Leben. Er wollte die Luftelektrizität messen, da „fuhr aus dem Draht ein weißblauer Feuerball über eine Entfernung von einem Fuß hinweg gegen den Kopf Richmanns, der tot zu Boden sank". Ein russischer Kollege kommentierte: „Im übrigen starb Herr Richmann einen schönen Tod in Erfüllung seiner Berufspflicht."[21]

Der Gelehrte Richmann war wohl eines der wenigen Opfer eines Kugelblitzes, eines Phänomens, das noch in den 1970er-Jahren geleugnet und nicht ernst genommen wurde. Er ist, wie Karl-Heinz Hentschel schrieb, eine kugelförmige Lichterscheinung unbekannter Herkunft, meist zwanzig Zentimeter im Durchmesser und nur allenfalls fünf Sekunden lang zu sehen, bis sie zerplatzt. Todesfälle sind extrem selten.

Nach Richmanns Tod hielt Pater Prokop Divisch aus Prendiz bei Znaim seine Stunde für gekommen. Er, der immer davor gewarnt hatte, Drähte zu berühren, durfte 1750, noch vor Franklin, seinen Blitzableiter Kaiser Franz und Maria Theresia vorführen. Da das Kaiserpaar unbeeindruckt blieb, versuchte er es 1755 erneut – und blitzte wieder ab. Neider aus Wien hatten dem Kaiser Angst gemacht: Das Gerät würde Blitze erst anziehen. Und in

---

21 Sprenger, Medien des Immediaten, S. 201

Frankreich polemisierte der einflussreiche Jean-Antoine Nollet, der Mönche und Soldaten springen hatte lassen, gegen den Blitzableiter. Er hielt nichts von ihm und Benjamin Franklin selbst für eine von seinen Gegnern erfundene Gestalt. Erst 1773, drei Jahre nach Nollets Tod, wurde in Dijon der erste französische Blitzableiter aufgestellt.

Prickelnde Atmosphäre

Statische Elektrizität in der Atmosphäre äußert sich nicht immer so gewalttätig wie durch ein Gewitter. Die Spannung macht Hänge erglühen und löst seltsame Lichter aus wie das „Anden-Glühen" (Andes glow). Hier leuchten bei trockener Luft und sogar bei wolkenlosem Himmel hochgelegene Bergspitzen auf, weil sich eine Inversionswetterlage aufbaut – niedrige Leitfähigkeit unten, hohe oben –, die zu Entladungen an der Oberseite der Inversion führt. Man kann einzelne Leuchterscheinungen beobachten, doch kann das Phänomen auch Stunden anhalten und aus weiter Ferne zu sehen sein. Die Stromstärken sind hoch und können 3000 Volt pro Meter erreichen. Es handelt sich wohl um Korona- (oder Scheitel-) Entladungen, die auch an der Nase von Flugzeugen beobachtet wird.

Verwandt damit ist das Elmsfeuer, das gern auf Schiffen beobachtet wird. Kolumbus soll es auch gesehen haben. Eine kleine Flamme spielt manchmal an der Reling, zeigt sich an Deck, am häufigsten jedoch auf der Mastspitze. Ermo oder Elmo soll ein sizilianischer Bischof gewesen sein, der auf einem Schiff während eines Sturms sterbenskrank wurde und den Seeleuten versprach, er werde ihnen erscheinen, wenn ihr Überleben gesichert sei. Nach Elmos Tod krönte eine Flamme die Mastspitze; man benannte die Erscheinung nach dem Bischof.[22]

---

22 Hadfield, The Phantom Ship, S. 65

Das Irrlicht ist eine feststehende Größe der Sagenwelt und der deutschen Literatur. In Goethes „Faust" sagt ein Irrlicht in der „Walpurgisnacht" zu Mephistopheles: „Allein bedenkt! der Berg ist heute zaubertoll / Und wenn ein Irrlicht euch die Wege weisen soll, / So müsst ihr's so genau nicht nehmen." In Thomas Manns „Zauberberg" werden die Verse wiederholt, und der Wanderer in Wilhelm Müllers „Winterreise" spricht: „In die tiefsten Felsengründe / lockte mich ein Irrlicht hin."

In der Folklore gelten die Irrlichter als rastlose arme Seelen. In Irland kennt man die Totenkerzen, hellblaue leuchtende Flammen, die tanzen und schwanken. In einer wahren Geschichte, die Ernesto Bozzano überliefert hat, erschien oberhalb eines Mädchens, das am Tropenfieber sterbend in der Kabine eines Schiffes der White Star Line lag, ein diffus leuchtender, bläulich-weißer Ball. Als das Mädchen sein Leben aushauchte, glitt der „Ball von blauem Feuer", wie ihn der fassungslos zusehende Kapitän beschrieb, zur Tür hinaus.[23] In der Nacht nach dem Tod der 13-jährigen Tochter des Geophysikers Tito Alippi, am 1. März 1912, sah dessen Frau, wie sich im Schlafzimmer ein leuchtender Globus in Kopfgröße bildete und als gelbe Flamme zur Decke hochstieg; die beiden Söhne Alippis im Zimmer nebenan sahen es auch.

Schwebende Lichter sind über Sümpfen und oft in Bergen zu beobachten – wie die „Marfa Lights" in der Nähe der Chinati Mountains in Texas, diejenigen in den Brown Montains in North Carolina oder die „Killeen Lights" in New-Mexiko. Sie sind ziemlich groß, grüngelb oder orange gefärbt, und wenn man sich ihnen nähert, verschwinden sie, was Zeugen dazu bewegte, ihnen spielerisches oder sogar „intelligentes" Verhalten zuzuschreiben. Smart lights!

Wahrscheinlich hat Elektromagnetismus damit zu tun. An

---

23   Poser, Phantome der Berge, S. 75

bestimmten Orten werden Tiere öfter von Blitzen getroffen, obwohl die Erde flach ist. Womöglich befinden sich unterhalb des Erdreichs metallhaltige Felsen, die sich magnetisch aufladen und die Elektrizität aus der Luft anziehen. Auch Bewegungen im Erdinneren strahlen nach außen. Ignazio Galli hat 148 Lichter vor Erdbeben im Zeitraum von 89 vor Christus bis 1910 gesammelt. Vor dem großen Erdbeben in Valparaiso (Chile) 1906 wurden tanzende Lichter über dem späteren Epizentrum beobachtet.[24]

1938 verbrachten zwei englische Mitglieder des Ägypten-Instituts eine Nacht in der Wüste bei den Pyramiden. William Groff bekundete 1938 im „Metereological Magazine": „Um acht Uhr beobachtete ich, wie ein Licht sich langsam um die dritte Pyramide herumdrehte, hinauf fast bis zur Spitze; es war wie eine kleine Flamme. Das Licht beschrieb drei Kreise um die Pyramide und verschwand dann. (...) Gegen elf Uhr sah ich dasselbe Licht, doch dieses Mal war es bläulich, stieg langsam fast in gerader Linie hoch und erreichte eine gewisse Höhe oberhalb der Pyramide und verschwand dann."

Um das Erscheinen von Ufos zu erklären, führten Paul Devereux und Michael Persinger ihre „Tectonic Stress Theory" an. Sie ermittelten Zusammenhänge zwischen Bewegungen der Erdkruste und Ufo-Sichtungen und sprachen von elektromagnetischen Wirkungen, was ihnen sogenannte Landespuren und auch halluzinierte Begegnungen mit Ufo-Besatzungen – mittels Aktivierung des Temporallappens im Gehirn – erklärte. Ufos werden meist in der Nacht gesichtet; „Daylight Discs" sind sehr selten. Die Lichter erhalten also eine Erklärung. Einen Kern müssen sie haben; etwas, an dem sich Energie anlagern kann.

---

24   Poser, Halluzinationen, S. 133

Die Funken-Revolution

Drei Jahre nach Herausgabe des Kommunistischen Manifests von 1848, das die Proletarier aller Länder zur Vereinigung aufrief, hörte Karl Liebknecht in London von seinem Freund Karl Marx, dass eine weitere Revolution sich anbahne: „Der König Dampf, der im vorigen Jahrhundert die Welt umgewälzt, habe ausregiert, an seine Stelle werde ein noch ungleich größerer Revolutionär treten: der elektrische Funke. Und nun erzählte mir Marx, ganz Feuer und Flamme, dass seit einigen Tagen in Regent's Street (London) das Modell einer elektrischen Maschine ausgestellt sei. ... Lokomotive und Zug fuhren lustig herum."[25] Eine lustige Revolution also, die dann, als Lenin viel später die Elektrifizierung Russlands vorantrieb und sogar zur „Elektrifizierung der Seelen" ausrief, blutig ernst wurde.

Elektrische Funken hatte 1744 schon Johann Christian Friedrich Ludolff bei einer Sitzung der Königlichen Akademie der Wissenschaften produziert. Er entzündete Alkohol und Schießpulver, indem er einen geladenen Gegenstand in deren Nähe brachte. Robert Symmer, Fellow der Royal Society und Verwalter für König Georg II., war fasziniert von den Funken, die seine Socken abgaben, wenn er sich nachts auszog. In Frankreich war er als der „barfüßige Philosoph" bekannt, weil er oft in Socken herumlief. Meist waren es weiße Seidenstrümpfe über schwarzen Socken aus Wolle. Indem er sie aneinander rieb, konnte er sogar eine Leidener Flasche mit Elektrizität laden – und hatte einen tragbaren Kondensator.

Vielleicht stand „Revolutionär Funke" überhaupt am Anfang allen Lebens auf der Erde. Ein Funke muss zuerst dagewesen sein, der einen Blitz zur Folge hatte, der wiederum zum Lebens-

---

25   Jürgen Steen, in: Plitzner, Elektrizität in der Geistesgeschichte, S. 182

funken wurde und womöglich die Ursuppe zum Gären brachte, anorganische Materie in Aminosäuren verwandelte, was letztendlich zu Leben führte.

Licht und Gefäße

Im Altnordischen war *Önd* der Atem sowie der Geist als „göttlicher Funke" in der Menschheit, der zur alles durchdringenden und das „Multiversum" belebenden Kraft wurde, als habe er elektrischen Strom fließen lassen. Im heutigen Norwegischen heißt *ånd* Geist und *ånde* Atem, verwandt mit dem *atman* im Sanskrit, von dem es heißt: Tat tvam asi. Das bist du – du bist auch Brahman, der göttliche Atem. Im Hebräischen steht das Wort *ruah*, im Arabischen *ruh* für den Wind, die Seele, den Atem Gottes, der auch feurig sein kann. Er wurde später mit *pneuma* ins Griechische übersetzt. Die Stoiker hielten es für einen feurigen Lufthauch, und ihr *Hagion Pneuma* war wohl der Heilige Geist.

„Durch die geheime und bedachte Aktion des göttlichen Willens", übersetzte Nurho de Manhar (1914) aus dem kabbalistischen Buch „Zohar", „strahlte aus dem ersten leuchtenden Punkt der das Leben schenkende Funke hervor, der ... die Seele des Universums wurde, die Quelle und der Ursprung allen weltlichen Lebens und Bewegung." Dieser Funke musste in die „Welt der Formen" eintreten und die Welt über weitere sieben Stufen bis hinab zu Malkuth bilden und entzünden.

Die Kabbala spricht vom Licht und den Gefäßen. Die Energie sollte aufgenommen werden und kanalisiert über weitere Stationen laufen, bis Materialisierung geschieht: Etwa so wie der Strom eine Maschine antreibt, die Objekte herstellt. Der linke Pfeiler des kabbalistischen Lebensbaums ist weiblich und der „Pfeiler der Strenge". Dort wird die (männliche) Kraft aufgenommen und erst richtig in Form gebracht, wonach sie über weitere Stationen eine Verwirklichung erzielt. Jeder Plan entsteht im Geist; dann bringt man sie über Pfade der gewünschten Verwirklichung näher. Aber Probleme treten immer auf, und wie bei einer schadhaften Elektroinstallation zeigen sich „Lecks", durch die Potenzial abfließt. Um die Gefahren für den Menschen gering zu halten, muss darum zusätzlich „geerdet" werden. Ein konstruktiver Prozess muss darum ein weithin kontrollierter sein, der sein Ziel im Blick hat.

In der Entwicklung der Menschheit spielten indessen auch Zufälle eine Rolle, aber der Mechanismus in unserem Inneren und die Weitergabe der Gene funktionieren exakt und direkt. Wäre unser Vorankommen von einer Art WLAN-Strahlung abhängig gewesen, so wäre die meiste Information ins Leere gelaufen. Man kann sich denken, dass elektromagnetische Strahlung, die ziellos umhergeschickt wird, nicht dem Gedanken der Schöpfung entspricht und gefährlich ist. Elektrosmog ist formlos und undiszipliniert; und das Überangebot an Anwendungen wirkt wie ein Strom, der über seine Ufer tritt und Orientierung erschwert, wenn nicht verhindert.

Kabbalistische Gelehrte erinnern stets an den Funken in uns, das Göttliche, dem wir gerecht werden müssten. Wir seien Lichtwesen auf irdischer Pilgerschaft, angetrieben vom göttlichen Funken. Wir sollen uns im Göttlichen Licht bewegen und die Kraft der Liebe weitergeben, die wie unser Bewusstsein aus dem „inneren Funken Gottes" kommt. Dieser Funke kann uns auch heilen, doch auch dafür ist Erdung nötig; Besorgnisse, Kümmernisse oder Ärger sind wie Lecks im System, durch die Energie abfließt.[26] Auch für echte Heilung ist die klare Richtung unabdingbar.

Bei den Chinesen gibt es die Lebenskraft *ch'i* (oder *qi*). Das weibliche, empfangende Yin erinnert an die „starre Welt der Zahl", außerhalb derer es die Welt des Wandelbaren gibt, die

---

26 Sheldon Stoff, Universal Kabbalah, S. 172/234

Welt des Lichts oder Yang, vermutlich die Welt des Worts, über die Gershom Scholem gesagt hat, sie sei eigentlich die spirituelle Welt.

Das Zauberwort ist, wie Joachim-Ernst Berendt meint, das Mantra. Der „Ton" habe die Welt erschaffen, und bruchlos sei der Übergang vom Klang zum Laut, zum Wort und zur Sprache.[27] Mantras schwingen, wir schwingen auch und reagieren auf Schwingungen, und wo die Schwingungen sich verdichten, entsteht Materie. Die passgenaue Schwingung führt zu Schöpfung. „Schläft ein Lied in allen Dingen, die da träumen fort und fort", dichtete Joseph von Eichendorff, „und die Welt hebt an zu singen, triffst du nur das Zauberwort." Damit kann nur der richtige Suchbegriff gemeint sein, das Sesam-öffne-dich für das Schatzhaus der zahllosen Informationen.

Auf Michelangelos berühmter Darstellung „Die Erschaffung des Menschen" an der Decke der Sixtinischen Kapelle im Vatikan, 1512 vollendet, liegt der muskulöse Mensch (männlich) lässig da und streckt die Hand aus, und von oben reckt ihm Gottvater (männlich) seine Rechte entgegen, und zwei Finger begegnen sich … fast. Auch da gibt es einen Zwischenraum, eine „Funkenstrecke", die in der nächsten Sekunde, meinte man, überbrückt werden wird.

Auch Victor Frankenstein aus dem Roman von „Funkenmariechen" Mary Shelley denkt an einen „Lebensfunken", den „spark of life", den er in seinem Labor in Ingolstadt „dem leblosen Ding, das zu meinen Füßen lag", zuführen wollte.

In unserer bildhaften Sprache fliegen bei einem Streit die Funken, und es „funkt" zwischen zwei Menschen, die blitzartig ihre Zuneigung zueinander entdecken. Der Funke kann zwischen Redner und Publikum überspringen und zwischen den Spielern einer Fußballmannschaft.

---

27 Berendt, Nada Brahma, S. 40ff

Funkenzentrum Karlsruhe

Der Funke bewegt diese Zivilisation schon dadurch, dass er auf allen Kontinenten in Millionen Automobilen das Luft-Gasgemisch entzündet, das die Kolben in Bewegung setzt. Die Zündkerze zündet in jedem Motor pro Minute einige tausend Male, und das sind weltweit minütlich wahrhaftig „unzählige" Male. Der Viertaktmotor von Nikolaus August Otto wurde seit 1877 gebaut. Die elektromagnetischen Wellen gab es auch schon; aber nur auf dem Papier. James Clerk Maxwell hatte sie mit seinen Gleichungen heraufbeschworen. Sie bewegen sich mit Lichtgeschwindigkeit fort, und Licht gehört zum elektromagnetischen Spektrum.

Jemand musste die theoretischen Wellen sichtbar machen, und es war Heinrich Hertz, der in seinem Labor in Karlsruhe Funken fliegen und eine entfernte Spule dadurch sich entzünden sah. Die elektromagnetischen Wellen standen am Anfang von drahtloser Telegrafie und Radio; *„radio"* heißt auf Lateinisch Strahl (Radiostrahlung ist eine Tautologie), und der „Funk" wurde nach dem Funken benannt. 1886 kam Hertz seine Erleuchtung, und in demselben Jahr kam das erste wirklich brauchbare Fahrrad heraus, das „Rover Safety", und das erste Automobil – Carl Benz' Patentmotorwagen. Auch Gottlieb Daimlers Reitwagen, das erste Motorrad mit Benzinmotor, stand schon am Start. 1886 war ein Jahr, in dem die Zukunft begann!

Hertz' Versuchstisch sah so aus: Zwei große Kugeln als Energiespeicher waren mit einem drei Meter langen Draht verbunden, und in der Mitte des Drahtes standen sich zwei Mini-Kugeln gegenüber, zwischen denen ein Fingerbreit Raum war. Die großen Kugeln wurden elektrisch aufgeladen und entluden sich knatternd, und Funken sprangen wie Weitspringer über die zehn Millimeter lange „Funkenstrecke". Doch plötzlich reagierte auch eine entfernte Metallspule; die Funken hatten sie erreicht.

Das war eine Fernwirkung in die Umgebung. Das Metall hatte auf etwas Unsichtbares reagiert, und mit simplen Empfangsantennen aus Drähten konnte Hertz winzige Funken bis in einem Meter Entfernung feststellen. Da fanden elektrodynamische Übertragungsprozesse statt! Elektromagnetische Wellen breiten sich aus, mit Lichtgeschwindigkeit noch dazu, und sie glichen Lichtwellen – alles, wie es Michael Faraday 1836 vermutet und James Clerk Maxwell 1866 in Formeln gefasst hatte. Doch dieses Phänomen, äußerte sich Heinrich Hertz verblüfft, hätte man mit der Hilfe der Theorie allein nicht finden können. Glück gehörte dazu.

Sir Oliver Lodge soll im selben Jahr 1886 auf die Wellen gestoßen, doch auf eine Bergtour gegangen sein, statt einen Aufsatz darüber zu schreiben. Am 14. August 1894 übertrug er in Oxford drahtlos ein Morsecode-Signal über sechzig Meter, es war eine Weltpremiere, doch wiederum beließ er es dabei. Guglielmo Marconi holte sich das Patent zwei Jahre später, Mitte 1896, und sendete Ende März 1899 erstmals drahtlos Daten über den Ärmelkanal, 1902/1903 über den Atlantik. Der erste Buchstabe, den Marconi übermittelte, war das Morsezeichen für S, drei kurze Impulse. Vielleicht stand es für il sole/die Sonne/the sun, das große himmlische Kraftwerk. Für Sir Oliver konnte es nur Spirit bedeuten, den Geist. Er widmete sich später dem Spiritualismus und konferierte mit seinem im Ersten Weltkrieg umgekommenen Sohn.

Die Kabelschnur

Bevor wir zu den Wechselfeldern kommen, die gefährlicher sind als Gleichfelder, müssen Status und Funktion eines Dings geklärt werden, das in der Elektrizität immer eine wichtige Rolle gespielt hat: Das Kabel, diese Nabelschnur der elektrifizierten Gesellschaft. Der Baubiologe Maes hat Menschen angetroffen, die sich als Schutz vor Elektrosmog selber erdeten: Sie schlossen im Bett mittels Kabeln ihre Hand- und Fußgelenke an Heizkörpern an und erdeten sich gewissermaßen selbst. Dann fließen außenherum zwar keine Felder, aber die Elektrizität baut sich im Körper auf. „Bitte niemals den Menschen selber erden", rät darum der Experte.[28]

„Kabelsalat" ist auch von Übel und hat Wellensalat zur Folge; denn immer treten Felder aus der Ummantelung aus und erzeugen magnetische Felder, die sich mit anderen überlagern. Als Erster erkannte der Engländer Stephen Gray (wieder ein Gray!), dass die Isolation aus einem Draht mehr macht, als er ist. „Unisoliert fließt nichts, und Draht ist kein Überträger", schloss er. 1729 übertrug er schon Elektrizität über 666 Fuß.

Ein Kanal dagegen ist nur ein schmaler Raum, durch den eine Substanz fließt. Medien und Heiler nennen sich gern einen „Kanal", durch den göttliche Kraft fließe. Sie sagen nicht, sie seien ein „Kabel", weil der Kanal großzügiger wirkt. Auch Autoren meinen, durch sie flösse eine kreative Kraft, die sie, in Kunst umgeschaffen, bloß übertrügen. Doch lässt sich das störrische Ich des Autors und das Unbewusste von Medien und Heilern nicht ganz ausschalten. Was ankommt, ist immer gefärbt von der Persönlichkeit des Urhebers. Auch bei der elektrischen Übertragung verhindern „Diffusionsprozesse", dass das Kabel seine Botschaft rein überträgt; Störungen und Beimischungen treten auch hier auf.

In der mystischen Lehre der Kabbala läuft die Schöpferkraft kontrolliert und rein durch Kanäle, und der Gläubige kann durch Gebete und vor allem Opfer helfen, dass die heiligen Mächte oben zusammenbleiben und ihre Kraft herabsenden. Das Opfer heißt auch „Annäherung", und dabei entstehen Wohlgerüche, wie es im Buch „Bahir" aus dem 12. Jahrhundert heißt. Elektrosmog zeichnet sich in Wohnungen manchmal durch ungesunde Gerüche aus, wie wir gehört haben.

---

28   Maes, Stress durch Strom und Strahlung, S. 53

Als man Ströme als Frequenzen maß – als Schwingungen pro Sekunde –, wurde es unerheblich, wie lang, wie dick oder gut ein Kabel war; es zählte nur, wie viele Signale pro Zeiteinheit es übertragen konnte. Die Kabelforschung ging in der zweiten Hälfte des 19. Jahrhunderts „von der Störung aus und nicht vom Gelingen der Kommunikation", aber dennoch wirkte, wie Sprenger meint, das Kabel als Störung produktiv auf die Physik.[29]

Die Fertigung von Draht ist schon in der Bronzezeit nachgewiesen. In Pompei fand man einen viereinhalb Meter langen Draht, der 0,7 Zentimeter dick war. Im späteren Mittelalter etablierte sich das Drahtzieherhandwerk in Deutschland, Holland und Schweden, und die Rohstoffe lieferte der Bergbau. Zunächst war es der Kupferdraht, der Verbindungen in die Ferne ermöglichte.

Joseph Henry in New York wickelte einen Draht um einen Hufeisenmagneten und verstärkte dessen Wirkung, bis er das Fünfzigfache seines eigenen Gewichtes heben konnte. Je enger gewickelt die Spule ist und je weniger Raum sie einnimmt, desto kleiner können Batterie und die Kosten sein. Ein kleiner Strom ist besser übertragbar als ein großer. Dem Telegraphen, der seit 1848 Wörter und Sätze übertragen konnte, reichte ein winziger Strom, den er so sehr multiplizierte, dass eine Magnetnadel sich bewegte. Das war eine neue Erkenntnis – die Ökonomie des Kleinen. Mehr bringt nicht unbedingt mehr.

Das wollte Cyrus West Field nicht begreifen. Er ließ 1858 ein mehrere Millionen Pfund teures Kabel durch den Atlantik legen. Ein Schiff bewerkstelligte das. Doch das Signal war zu schwach und auch konfus. Die Warnungen des Physikers J. J. Thomson schlug West Field in den Wind. Man musste einfach mehr Elektrizität in den Schlauch gießen, meinte der Industrielle. Typisch Mann. Er drehte die Leistung hoch; doch die Kabel zerrissen in großer Entfernung von den Küsten. Die Atlantikkabel bestanden

---

29 Sprenger, S. 328

innen aus einem dünnen Kupferstrang, um den sich eine dünne isolierende Gummischicht wand, die wiederum ein Eisenmantel beschützte. Das Problem war, dass doch „Elektrosmog" aus- und auftrat, weil sich, als das vorwärts rasende Feld auch seitwärts die Isolierung durchdrang, im Eisenmantel elektrische Ladungen auslöste und sich im Meer verlor.[30]

Vergleichbar ist das mit Autoimmunkrankheiten wie der Multiplen Sklerose, bei denen körpereigene Kämpfer, die eigentlich Eindringlinge zur Strecke bringen sollen, durchdrehen und die empfindliche Isolierschicht der Nerven angreifen, die als Kabel für elektrochemische Transporte begriffen werden können. Entzündungen treten auf, und so kommen Signale aus dem Gehirn nicht richtig in den Muskeln an, weil die Botenstoffe durch die Lücken entweichen.

Für Thomson war das Feld ein „brüllender Dschinn", der versuchte, seinem Gefängnis zu entweichen, schreibt Sprenger so plastisch. Der Finger des Telegraphisten schlug einen Buchstaben an, das Feld reagierte sofort, doch dann kam schon der nächste Impuls, und Chaos trat ein. Bei geringer Spannung und mit schwachem Strom lassen sich große Entfernungen besser überwinden. Nachdem man das gelernt hatte, funktionierte das 1866 vom Schiff „Great Eastern" gelegte Kabel einwandfrei.[31]

Erst das Kabel „erschafft" Sender und Empfänger und löscht sich selbst dabei aus, wird sozusagen unsichtbar. Die Übertragung ist scheinbar augenblicklich, da sie mit Lichtgeschwindigkeit geschieht. Durch das Kabel entsteht ein präzises Zeit- und Raumgefüge, das erst bei der drahtlosen Übertragung verschwimmt. Das Kabel ist aber immer noch da, als Störung und seine eigene Negation. „Kabellos aufladen" ist ein Fortschritt, und das WL in WLAN steht für „wireless", drahtlos. Die Strahlung, die unsichtbare dämonische, findet nicht in die Sprache.

---

30 Sprenger, S. 154-156; 167-175
31 Bodanis, Das Universum des Lichts, S. 77-81

Tesla und der Wechselstrom

Der Name Tesla ist durch die gleichnamigen Elektroautomobile in aller Munde, und so kam Nikola Tesla siebzig Jahre nach seinem Tod zu Weltruhm: Eigentlich aus dem falschen Grund. Einer der größten Erfinder der Menschheit war Tesla, der hunderte, tausende Einfälle aus dem Ärmel schüttelte. Geboren 1856 in einem kleinen Ort an der kroatischen Grenze, beendete er sein bewegtes Leben 1943 heimatlos und mittellos in New York City, wogegen die Firma seines Namens im Frühjahr 2017 an der US-Börse mit 51 Milliarden Dollar notiert wurde.

Zeitlebens litt Tesla unter Krankheiten. Sein Biograf und Freund John O'Neill schilderte ein Leiden, das (wie Cyril W. Smith meint) an Elektro-Hypersensibilität erinnert. „Das Ticken einer Uhr drei Zimmer entfernt klang wie der Schlag eines Hammers auf einen Amboss. Die Geräusche des städtischen Verkehrs trafen ihn unvermindert. ... Gewöhnliche Sprache wirkte auf ihn wie Donner, und ein Sonnenstrahl, der ihn traf, löste eine innere Explosion aus. ... Sein ganzer Körper zuckte und zitterte. Sein Puls, sagte er, schwanke zwischen wenigen Schlägen und einhundertfünfzig in der Minute."[32]

Tesla erholte sich, so wie er als 14-Jähriger von der Cholera gesundet war. Das Militär oder ein Theologiestudium hatte er wählen sollen; er wolle aber Ingenieur werden, flüsterte er seinem Vater zu, und als ihm dies zugesichert wurde, kehrten auf wundersame Weise seine Kräfte zurück. Nikola Tesla ging als armer Junge nach New York und arbeitete im zweiten Halbjahr 1884 in Edisons Firma mit, dessen Begründer jedoch nicht vom Gleichstrom lassen wollte.

Teslas große Idee war ein rotierendes magnetisches Drehfeld,

---

32   Smith, Best, Electromagnetic Man, S. 14

das durch zwei gegeneinander phasenversetzte Wechselströme entstand. Mit diesem Zweiphasen-Wechselstrom überzeugte er Financiers. Zwischen Teslas Mentor George Westinghouse, der den Wechselstrom favorisierte, und Edison kam es zu einem wahren Stromkrieg. Um seine Konkurrenten zu schwächen, schlug Edison vor, den von ihm erfundenen Elektrischen Stuhl mittels Wechselstrom töten zu lassen.

Tesla fand heraus, wie man Gleichstrom in Wechselstrom umwandelt, damit Strom transportierbar würde. Der Gleichstrom-Generator besaß einen fest montierten Magneten, und die Spule, die den Strom erzeugte, drehte sich im Inneren. Beim Wechselstrom-Generator dreht sich der zentrale Magnet, und die Spulen liegen außen; von ihnen kann der Strom leichter abgenommen und wegtransportiert werden. Drehstromgeneratoren funktionieren mit Dreiphasen-Wechselstrom: Das sind Wechselströme derselben Frequenz, die in ihren Phasen gegeneinander verschoben sind. 1891 sorgte eine Fernübertragung von Drehstrom aus Lauffen am Neckar in die Säle der Internationalen Elektrotechnischen Ausstellung in Frankfurt für Aufsehen.

Generatoren wandeln Arbeit (Wasser und Wind) in Strom um, Motoren Strom in Arbeit. Die Natur operiert indessen mit Gleichfeldern, bei denen man die elektrische und die magnetische Komponente auseinanderhalten kann; Wechselfelder kennt sie nicht. Sie hat der Mensch erfunden. Bei Hochfrequenz von 30.000 Hertz bis 300 Milliarden Hertz hat es keinen Sinn mehr zu sagen, das elektrische Feld erzeuge ein magnetisches, das wieder ein elektrisches und so fort. Die Schwingungen sind so irrsinnig schnell, dass wellenartige Ausbreitung vorherrscht. Die Feldlinien lösen sich von einer Antenne ab und schwimmen in den Raum, bis sie „wiedererkannt" und entschlüsselt werden.

Antenne

Das Überseekabel, das seit 1866 den Strom fast „instantan" an die Empfangsstation schickte, hatte Ende des 19. Jahrhunderts ausgedient. Bei Tesla und Marconi ging die Übertragung durch die Luft: Durch die Antenne, diesen Stab oder dieses Gestänge aus leitendem Material, das Wellen absondert oder empfängt. Die Schwingungen sind so schnell, dass sich die Wellen ausbreiten. Die Raumwelle läuft parallel fort, die andere Komponente verlässt den Boden und ist nach oben gerichtet.

Wenn die Antenne kürzer als die Wellenlänge ist (im Handy oder beim Rundfunk), werden die Wellen kugelförmig ausgesandt. Wenn sie der Wellenlänge entspricht, werden sie gebündelt; wenn sie mehrere Wellenlängen lang ist, verlassen die Wellen die Antenne wie ein Richtstrahl den Leuchtturm (bei den GSM-Basisstationen). Für die Insekten wies Philip Callahan nach, dass deren Fühler tatsächlich als Antennen funktionieren.[33] Viele Fische verfügen im Körper über Antennen und auch Sendeanlagen. Sie schicken Signale aus und erzeugen auch Klänge. Nicht nur das Weltall ist voller Klang, sogar die Unterwasserwelt ist es. Wir alle also eifern den Pulsaren und den schwatzhaften Fischen nur nach.

Unser Körper stellt ebenfalls eine Antenne dar. Wenn die Wellenlänge etwa der Größe eines Menschen entspricht, wie die Ultrakurzwellen (1 bis 10 Meter), funktioniert sie, die menschliche Empfangsantenne. Resonanz tritt auf. Sie/er zieht die elektrischen Felder an und lässt sich von ihnen unter Spannung setzen – vor allem, wenn der Strom nicht abfließen kann. Ich kann ein Kanal (oder ein Kabel) für göttliche Botschaften sein, aber auch eine Antenne für irdische Schwingungen.

Die von Handys heruntergeladenen Datenmengen verdoppeln sich Jahr für Jahr. Immer mehr Antennen werden gebraucht, die

---

33 Opp, Biophotonen, S. 93

sich mittlerweile schon auf Kirchtürmen und unter Gullys im Asphalt verstecken. Die Strahlung sei kein Problem, heißt es dann immer vom Betreiber, was eine „in Auftrag gegebene unabhängige Studie" (schon ein Widerspruch in sich) beweise. Im Organismus kommt es durch unerwünschte Felder womöglich zu Ladungsumkehr und Nervenreizungen.

Im Haus sind wir vor ihnen sicher, denn Häuser wirken wie Faradaysche Käfige und lassen Wechselfelder nicht ein. Nur gibt es im Inneren die Elektrogeräte, und elektrische Felder entstehen schon, wenn an ihnen Spannung anliegt. Deren Höhe bestimmt die Feldstärke. Aber auch die Anordnung von Leitungen und Geräten sowie deren Installation, Erdung und Abschirmung spielen eine Rolle. „Leitfähige Bauteile, Metalle und Alufolien ohne Erdkontakt verbreiten die Felder genauso ungünstig wie Metallteile im Bett. ... Gelenk- und Stehlampen machen meterweit reichende Felder, weil sie fast nie geerdet sind. Zweiadrige Kabel mit Flachstecker (ohne Erde) sind feldintensiver als dreiadrige Kabel mit Schukostecker (mit Erde)", unterrichtet uns der Baubiologe Wolfgang Maes in seiner Elektrosmog-Fibel und „Stress durch Strom und Strahlung".[34]

Magnetische Felder entstehen jedoch erst, wenn der Strom fließt. Die Flussdichte dieser gesundheitlich bedenklichen Felder wird in der Einheit Tesla angegeben.

Teslas Taube

Der Erfinder Nikola Tesla kam – vielleicht, weil er oft leidend war –, darauf, einen Automaten zu bauen, der ihn selbst repräsentieren würde: einen Avatar. 1893 schon beherrschte er die drahtlose Kommunikation. 1898 lenkte er mit Radiowellen ein Motorboot und wollte den Militärs der Vereinigten Staaten ferngesteuerte

---

34   Maes, S. 19/20

Torpedos verkaufen, aber diese hielten den Einfall nur für kurios und lachten darüber.

Nikola Tesla war kein Geschäftsmann. Er zerriss aus Treue zu Westinghouse einen Vertrag mit diesem, der ihm zwölf Millionen Dollar eingebracht hätte. Als 70-jähriger musste er, eines der größten Erfindungsgenies der Menschheit, in New York häufig seine Wohnungen wechseln, weil er die Miete nicht mehr bezahlen konnte. Oft war er dem Tode nah, aber alle Krankheiten überstand er. Zum Arzt ging er nie, und dennoch wurde er 87 Jahre alt. Bewusst entsagte er den Frauen, die er zwar verehrte, aber wie fremde Wesen behandelte.

Jahrelang fütterte er Tauben. 1745 verfügte Papst Benedikt XIV., der Heilige Geist sei nunmehr als Taube abzubilden, und wir denken an Marconis Spruch, dass die elektromagnetischen Wellen vielleicht so in die Häuser kämen, „wie überall der Heilige Geist eindringt". In der Antike war die Taube natürlich der Liebesgöttin gewidmet, weil sie stets gurren und turteln.

Einmal flog Tesla ein schönes Tier zu, weiß mit grauen Flügelspitzen: ein Weibchen. Er erzählte: „Ich erkannte die Taube überall. Wo immer ich war, fand mich die Taube; wenn ich sie sehen wollte, musste ich es mir nur wünschen und sie rufen, und sie flog herbei. Sie verstand mich und ich verstand sie. Ich liebte diese Taube. Ja, ich liebte diese Taube, – ich liebte sie, wie ein Mann eine Frau liebt, und sie liebte mich. Wenn sie krank war, wusste ich es; sie kam in mein Zimmer, und ich hielt sie dort tagelang. Ich machte sie wieder gesund. Diese Taube war die Freude meines Lebens. Wenn sie mich brauchte, war alles andere bedeutungslos. Solange ich sie hatte, gab es in meinem Leben einen Sinn."

Eines Tages verriet ihm die Taube, dass sie sterben müsse. „Als ihre Botschaft kam, drang ein Licht durch ihre Augen – starke Lichtstrahlen. Ja, es war ein wahres Licht, ein mächtiges, blendendes Licht, ein intensiveres Licht, als ich es je in meinen Laborexperimenten wahrgenommen hatte. Als diese Taube starb, ging etwas aus meinem Leben fort."[35]

Drahtlos und heimatlos

Tesla und Marconi brachten die Drahtlos-Technologie in die Welt. Am 12. Dezember 1901 gelangten hochfrequente Wellen über den Atlantik. Radio hören wurde möglich. An Weihnachten 1906 übertrug Reginald Fessenden mit seinem Sender AM Ocean Bluff als Premiere das Lied „Stille Nacht" (Holy Night). 1920 konnte die Oper „Parsifal" in Buenos Aires im Radio gehört werden, doch nur von 20 Personen. Mehr Radiobesitzer gab es damals in der argentinischen Hauptstadt nicht.

Im Anfang muss es wie Magie gewesen sein. Der Science-Fiction-Autor Arthur C. Clarke, der „2001 – Odyssee im Weltraum" geschrieben hat, meinte einmal, jede ausreichend fortgeschrittene Technologie sei von Magie nicht zu unterscheiden. Eine körperlose Stimme aus einem Kasten hätte jeden unbedarften Wüstenbewohner verzaubert, und mit einem „selbstfahrenden" Gerät lange Strecken zu überwinden, musste einem solchen wie der verwirklichte Traum vom fliegenden Teppich vorkommen. Um 1900 sprach man gern vom „ätherischen Ozean". Grenzen verschwanden.

Wie die Telegrafie wurde „Wireless", die Drahtlos-Technologie, in der Anfangszeit als moralische Kraft verstanden, die der Welt Frieden bringen würde. „Die Nerven der ganzen Welt wurden sozusagen zusammengebunden", schrieb eine populäre US-Zeitschrift, „so dass eine Berührung in einem Land augenblicklich in ein fernliegendes Land übertragen wurde." Das Paradox aber war nicht zu übersehen, dass die Hörer zwar mit einer unsichtbaren, verstreuten Gemeinde verbunden, von ihr jedoch durch immense

---

35   O'Neill, Prodigal Genius, S. 151

Entfernungen getrennt waren und einsam und anonym am Empfänger kauerten.

In den „utopischen Enthusiasmus" für das neue Medium misch-
ten sich bereits vor hundert Jahren Stimmen, die Entfremdung
beklagten. Die Pole einsam/gemeinsam begleiten die moderne
elektromagnetisch basierte Kommunikation seit jeher. Von 1902
bis 1935 wurden die Erzählungen, die um drahtlose Kommunikation kreisten, immer furchtsamer, pessimistischer und melan-
cholischer.[36]

Nach dem Zweiten Weltkrieg bildeten amerikanische Science-
Fiction-Filme die kleinen grünen Männchen vom Mars stets mit
zwei kleinen Antennen auf den Köpfen ab, die für das „Nicht-
Menschliche" standen. Die Marsianer wurden als kalt, fern,
logisch und „verdrahtet" dargestellt, blind den Befehlen einer
obersten Instanz gehorchend. Auf sie wurde die Angst projiziert,
die Amerikaner könnten durch die neue Phalanx der Radio-
„Networks" und das Fernsehen manipuliert und sozial kontrolliert werden. Die Antennen waren das Sinnbild dafür, und die mit
ihnen ausgestatteten Marsianer wurden zum Vorgeschmack auf
heute herumwandernde Menschen mit Knopf im Ohr und einem
Gerät in der Hand.

Beim Radio und beim „Funken" ist die elektromagnetische
Welle das Trägerfahrzeug für die Informationen, die dem Vehikel
mit der Modulation „aufgeladen" werden. Entweder werden die
Spitzen der Wellen, wird die Amplitude verändert (AM – Ampli-
tudenmodulation) wie bei Lang-, Mittel- und Kurzwelle; oder die
Frequenz wird erhöht, wie beim UKW-Radio (Ultrakurzwelle;
FM-Modulation).

Voraussetzung dafür, dass etwas ankommt, ist die Resonanz
von Sender und Empfänger. Beide müssen „dieselbe Sprache
sprechen"; die Trägerfrequenz muss ihrer Partnerfrequenz ent-

---

36   Sconce, Haunted Media, S. 61/62

sprechen. Was im Empfänger nicht angelegt ist, wird nicht wahrgenommen. „Man braucht einen Buddha, um einen Buddha zu erkennen", lautet ein asiatischer Spruch. Goethe formulierte: „Wär nicht das Auge sonnenhaft, / Die Sonne könnt es nie erblicken. / Läg nicht in uns des Gottes eigne Kraft, / Wie könnt uns Göttliches entzücken?"

In der Fachsprache: Die Eigenschwingungsdauern von zwei relevanten Schwingungskreisen müssen übereinstimmen. Zusammen mit der „ungestörten Superposition" können eine Vielzahl von Signalen auf unterschiedlichen Trägerfrequenzen übertragen werden.[37] Aus einer Welt der bloßen Eindrücke gelangen wir durch die Information in eine Welt des geistigen Ausdrucks.

Die Mikrowelle geht also von der Sendeantenne aus und lässt in der Empfangsantenne ähnliche Hochfrequenzsignale entstehen, aus denen die Information wieder herausgelöst wird. Ohne die Resonanz – dieses „verstärkte Mitschwingen eines schwingungsfähigen Systems" – gäbe es weder Radio noch Fernsehen und Radar.

Wellen tragen also Informationen, die wieder rückübersetzt werden. Das ist eine große Botschaft, über die viele Bücher geschrieben wurden. Lynne McTaggart schreibt: „Zellen und die DNS kommunizieren durch Frequenzen miteinander. Das Gehirn nimmt wahr und macht sich in pulsierenden Wellen sein eigenes Bild von der Welt. Eine Substruktur liegt unter dem Universum und ist ein Aufzeichnungsmedium von allem und sorgt für die Mittel, dass alles mit allem anderen in Verbindung treten kann. Menschen sind nicht von ihrer Umgebung zu trennen."[38]

Im menschlichen Ohr zerlegen hundert Haarzellen die ankommenden Frequenzen. Wir können 1378 verschiedene Töne unterscheiden, und darunter sind auch solche, die noch nie ausprobiert wurden. Was nicht so perfekt klingt, „hören" wir uns „zurecht"; deshalb funktioniert auch die „temperierte Stimmung" von Ins-

---

37   Ernst Senkowski, Instrumentelle Transkommunikation, S. 29
38   Lynne McTaggart, The Field, S. 225

…en, bei denen man gewisse Intervalle leicht abweichend … Nur das macht „das Wunder der Modulation" (Joachim-… …erendt) möglich, diesen Übergang von einer Tonart in die andere.[39]

Puls

Mit einem gepulsten Signal – die dritte Variante neben AM und FM – kann man noch mehr Informationen auf einer Frequenz unterbringen, damit viele Handy-Gespräche gleichzeitig ablaufen können. Radiowellen sind Pulse von elektrischen und magnetischen Feldern und liegen in ihrer Frequenz unterhalb von 3000 Gigahertz. Die Mikrowellen – ebenfalls nicht-ionisierende Strahlung – mit ihren Frequenzen bis 300 Gigahertz gehören noch zu den Radiowellen, haben aber kürzere Wellenlängen. Mobile Kommunikation benutzt Mikrowellen, um die Handys mit den Basisstationen zu verbinden. GSM etwa deckt weltweit 80% der Verbindungen ab und nutzt Frequenzen von 850/950 sowie 1850/1900 MHz.

Gepulste Strahlung gilt als biologisch nicht ungefährlich. Sie wird bei Radar, der Mobiltelefonie, Ortungssystemen, Mikrowellen und der Satellitenstrahlung eingesetzt. Dabei wird die Trägerwelle verschiedenen Teilnehmern zugeordnet. Die Informationen werden alle paar Millisekunden an den nächsten Sender geschickt.[40] Bei Radar, dem Satellitenfernsehen und WLAN (wireless – drahtlose – regionale Netzwerke) beträgt die Frequenz von drei bis dreißig Gigahertz, also bis zu dreißig Millionen Hertz (Schwingungen pro Sekunde) – kaum vorstellbar.

Kaum vorstellbar ist auch, dass es in unserer Galaxie 100.000 Pulsare gibt. Das sind Neutronensterne, von denen sich manche in 0,01 Sekunden, andere in acht Sekunden um die eigene Ach-

---

39   Berendt, Nada Brahma, S. 185/186
40   Herllemann, S. 53/54

se drehen. Der Crabnebel-Pulsar etwa rotiert dreißig Mal in der Sekunde und sendet deshalb verblüffend regelmäßige Signale aus – wie der Puls des Menschen. Pulsare haben nur einen Durchmesser von zehn bis zwanzig Kilometer, sind aber so ungeheuer dicht, dass sie lässig die Erde durchschlagen könnten. „Sie besitzen unvorstellbar starke Magnetfelder und sind ständig umgeben von wilden elektrischen Wirbelströmen", schrieb staunend Joachim-Ernst Berendt in seinem Buch „Nada Brahma", und deshalb heißen extrem dichte Neutronensterne auch „Magnetare".[41]

„Manche Pulsare klingen wie Bongotrommeln, andere wie Kastagnetten ... Die meisten tacken und ticken einfach vor sich hin – seit Millionen von Jahren –, oft seltsam rhythmisiert", staunte Berendt weiter. Kaum einer hört sie; und weit weg sind sie. Eine Milliarde Lichtjahre ist der nächste Quasar entfernt, eine sternähnliche Radioquelle, von denen es im Weltall fünfzehn Millionen geben soll.

Vor einem Vierteljahrhundert entstanden die ersten digitalen Telefonsender in Nordrhein-Westfalen: Das Mobilfunk-D-Netz von Telekom und Mannesmann. Alle früheren analogen Anschlüsse wurden abgeschaltet. Der GSM-Standard war Vorreiter der digitalen Technik – wenn wir das frühe Morsen, also die Telegraphie, außer Acht lassen. Eine hochfrequente Grundwelle von rund 900 Megahertz dient als Träger, der niederfrequente Puls liegt bei 217 Hertz.

Vom Puls weiß man, dass ein getakteter Stroboskopblitz epileptische Anfälle auslösen kann. Der optische Reiz verursacht den Anfall; die Information tangiert das Gehirn, weil sie der gehirneigenen Frequenz entspricht oder ähnlich ist. Chaos ist für das Gehirn normal – erst zu viel Ordnung bringt es durcheinander, und auch das Herz reagiert fatal darauf: mit dem Kammerflimmern.

---

41 Berendt, Nada Brahma, S. 91ff

Echo

Wechselfelder ändern blitzartig ihre Polarität von Plus zu Minus, bei 50 Hertz also hundert Mal in der Minute. Es geht rasend schnell hin und her, wie in unseren elektrisch pulsierenden Zellen. Pulse bleiben sich immer gleich, das Echo ist im Vergleich damit dürftig: Kommt einmal zurück, wird aufgefangen und verarbeitet; führt zu einer Reaktion. Das Echo spielt im Feld der Elektrizität eine große Rolle wie auch im Volksmund, der sagt: „Der Lauscher an der Wand, hört seine eigene Schand" oder „Wie man in den Wald hineinruft, so schallt es zurück."

Das Echolot, nach dem Ersten Weltkrieg herangereift, sendet pulsförmige Schallwellen in Richtung Meeresgrund, die zurückgeworfen werden. In der Luft beträgt die Schallgeschwindigkeit 343 Meter pro Sekunde, im Wasser hängt sie von dessen Dichte und einem Kompressionsmodul ab – die man aber berechnen kann. Fische und Fledermäuse senden Strahlen aus und reagieren auf das, was zurückkommt. Die Fledermaus erzeugt mit einem Organ im Kopf einen Ton sehr hoher Frequenz, den sie als gebündelten Strahl davonjagt. Ein Teil des Strahls – derjenige, der auf ein Insekt trifft – wird zurückgeworfen.

Um ein Hologramm zu entwerfen, trennt man den Strahl auf ähnliche Weise: an einem Halbspiegel. Der Referenzstrahl geht unangetastet seinen Weg; der spätere Arbeitsstrahl wird abgelenkt, trifft auf einen weiteren Spiegel und danach auf ein Objekt, wovon er dem Referenzstrahl später eingehend berichtet. Die kombinierten Informationen ergeben hinterher auf einem Film das Hologramm.[42]

Radar (radio detection and ranging) ist auch ein Echo-System. Die Signale werden von Metallen zurückgeworfen, was zu Informationen führt. Tragbare Radargeräte können die Geschwin-

---

42   Itzhak Bentov, Töne – Wellen – Vibrationen

digkeit von Autos messen, wobei man sich den Doppler-Effekt zunutze macht: Das Ziel entfernt, das Signal dehnt, die Frequenz verändert sich.

Über Echo erzählt Ovid in seinen im Jahr 8 nach Christi Geburt erschienenen „Metamorphosen", die schöne Nymphe dieses Namens hätte gern mit ihren langen Reden Juno abgelenkt, damit diese nicht erfahren sollte, dass ihr Gatte Jupiter wieder einmal mit einer ihrer Kolleginnen im Grase lag. Also verfluchte Juno sie: Der Gebrauch ihrer Stimme solle „kurz" sein. Echo sendete also bloß noch den Schlussteil der vernommenen Laute zurück.

Sie verliebt sich leider in den schönen Narziss und verfolgt ihn, und als dieser fragt „Ist jemand da?", kommt nur ein „Da" zurück. Echo bleibt wiederum glücklos. Narziss verschmäht sie, worüber sie krank wird und sich verzehrt. Übrig bleibt ihre Stimme: „Als Schall nur lebt sie beständig." Dann erst entdeckt der Eitle den Quell, in dem sich sein schönes Antlitz spiegelt, kann sich nicht begegnen und schwindet ebenfalls dahin: „Und nicht bleibt der Leib, den früher ersehnte Echo." Immerhin hat die Stimme der Nymphe Mitleid und gibt ihm, der „Lebewohl" ruft, ein Lebewohl zurück, nicht nur ein „Wohl".[43]

Viele „Echoes" gibt es in dem gleichnamigen über dreiundzwanzig Minuten langen Stück, das die ganze zweite Seite der Langspielplatte „Meddle" von Pink Floyd einnimmt. „Overhead the albatros / hangs motionless upon the sea" … Der Flügel ahmt, Leslie-gesteuert, ein Echolot nach, und David Gilmour fügte mit der Gitarre hinzu, was nach Schreien von Seemöwen klang.

Die Internetplattform „Echo" von Amazon vernetzt Dinge über das Internet. Diskret angebrachte Mikrofone fangen die Stimmen der Hausbesitzer auf, die so ihren Elektrogeräten Kommandos erteilen können. Als im amerikanischen Bundesstaat Arkansas im November 2016 Andrew Bates in seiner Badewanne anscheinend

---

43   Ovid, Metamorphosen, S. 61-65

ermordet wurde, hofften die Behörden auf die Aufzeichnungen der Mikrofone, doch Amazon weigerte sich. Von ein Uhr bis drei Uhr morgens war viel Wasser verbraucht worden, sagten die Geräte. Um das Blut abzuspülen?

Im Februar 2017 wandte sich ein Mann aus Hamilton in Ohio an seine Versicherung: Es gebe keine Erklärung für den Brand in seinem Haus, vor dem er in Panik aus dem Fenster geflohen sei; er wolle entschädigt werden. Die Erhebung der Daten seines Herzschrittmachers, vielleicht verlangt von der Versicherung, deuteten jedoch auf keine besonderen Ausschläge hin. Versuchter Versicherungsbetrug lag nahe.

Das Echo der Geräte war in beiden Fällen erhellend und verweist auf eine echolastige Zukunft, die die Deutsche Bahn mit ihren „Mobilfunk-Repeatern" schon vorwegnimmt, die Signale besser die Außenhülle der Waggons durchdringen lassen. Deutlicher werden die Echos der Zukunft durch das „Repeating" in der Werbung. Botschaften kehren in Abständen wieder, werden damit den Konsumenten eingebläut, eingehämmert und eingetrichtert, als halte man diese für beschränkt. Das Problem ist aber bei den Absendern zu suchen: In der Medizin gilt das immergleiche Wiederholen eines Satzes als Zeichen für Alzheimer-Demenz.

Weil Senden und Empfangen durch unsichtbare, allgegenwärtige Strahlung doch etwas unheimlich ist, hat es, wie bereits gesagt, nie richtig in die Sprache gefunden. Der Begriff dafür sagt, was es nicht ist. Es gibt weder Kabel noch Draht, es ist drahtlos oder „wireless". Als WLAN (die Abkürzung zieht einen weiteren Schleier ein) gibt es das in Gemeinden, Hotels und im Eigenheim. Vor dem Wireless Area Network wird gewarnt, doch die Zeitschrift „Chip" hielt im März 2016 die Strahlung des Routers für „nur bedingt gefährlich". In der deutschen Regierung sieht man das ähnlich. Fünf Milliarden Euro sollen bald an die 41.000 Schulen fließen, um das digitale Lernen zu unterstützen.

Es gibt keine Langzeitstudien: Um Strahlenschäden davon-zutragen, muss man vermutlich ein paar Jahre lang in Tuchfüh-lung zum Router verbringen. In einem Meter Entfernung soll die Strahlenbelastung schon um 80% geringer sein, aber geringer von was? Mit solchen vagen Zahlen werden wir abgespeist. Es handelt sich jedenfalls um hochfrequente elektromagnetische Strahlung, die herumschwirrt, doch der SAR-Wert der Router liegt angeb-lich zwischen 0,1 und 0,3, ist somit deutlich geringer als Handy-Strahlung.

Die Radarkommission

Radarantennen verschicken wie sich drehende Leuchttürme ge-pulste Mikrowellen. Diese Primärwellen werden von Metall reflek-tiert und kehren als Sekundärwellen zurück, die man auswerten kann. Dabei werden manchmal Millionen Mikrowatt pro Quadrat-meter gemessen, etwa bei den Radaranlagen der Flughäfen.[44]

Im Zweiten Weltkrieg wurden viele Mitarbeiter der damals neuen Radaranlagen, die nicht gut genug abgeschirmt waren, von Röntgenstrahlen getroffen. Schon 1928 fühlten sich die Arbeiter der Schnenectady-Radioanlage von General Electric, die mit der damaligen Rekordfrequenz von 27 Megahertz arbeitete, krank. Ihre Körpertemperatur stieg schon nach fünfzehn Minuten in der Nähe des Radiosenders stark an, was die Medizin ignorierte, da Fieber damals als gutes Zeichen galt. Sogar radiowellengestütz-te Therapiegeräte wurden entwickelt. Fünfzig Jahre später fand man, dass die Arbeiter der Flugzeugfirma Hughes häufig Kata-rakte hatten, also Linsentrübungen. Außerdem wurden signifi-kant mehr Fälle von Leukämie und Gehirntumoren aufgespürt.

Anders las sich das in einer Studie der Universität von Wa-shington (Schule für Raumfahrtmedizien) Anfang der 1980er-

---

44 Maes, S. 433

Jahre unter Arthur W. Guyg. Mikrowellen schienen harmlos zu sein. Von vielen Ratten, die über fünfundzwanzig Monate 2,45 Gigahertz bei 0,5 Mikrowatt pro Quadratzentimeter ausgesetzt waren, hatten am Ende nur achtzehn Krebs, und in einer Kontrollgruppe (ohne Strahlung) waren es fünf. Die Ergebnisse wurden diskutiert, die hohen Kosten von fünf Millionen Dollar abgebucht, der Bericht in einem mehrbändigen Werk beerdigt. Doch bei einer wissenschaftlichen Anhörung kam heraus, dass dabei gnotobiotische Ratten verwendet worden waren, die völlig keimfrei aufwachsen (das machte die Studie so teuer). 20% aller Krebsfälle seien auf virale Infekte zurückzuführen, schreibt Robert O. Becker, und hätte man „normale" Ratten verwendet, hätte es „abnorm viele Krebsfälle gegeben". Ein solches Ergebnis war anscheinend nicht erwünscht.[45]

Wartungsarbeiten nahm man in der Frühzeit der Radarsysteme am geöffneten Gerät vor, und Radartechniker der Nationalen Volksarmee und der Bundeswehr erkrankten. Die Elektronen werden bei der Radartechnik auf hohe Geschwindigkeiten beschleunigt, und wenn sie von Metall reflektiert werden, entsteht die sogenannte Röntgenstörstrahlung. Tausende Techniker waren betroffen; viele erkrankten dadurch an Krebs und starben jung. Zwar wurde eine entsprechende Verordnung 1973 herausgegeben, 1987 und 2002 aktualisiert, doch vor 1976 wurden kaum Messungen angestellt. Eine Verursachung von Krankheiten durch elektromagnetische Felder konnte nicht nachgewiesen werden. Bei den hohen Intensitäten kommt es zu Körpererwärmung, allenfalls gefährdet ist das kaum durchblutete Auge. Es kommt zu den erwähnten Katarakten.

Das Auge ist auch durch sogenannte Laserpointer in Gefahr. Laser, dieser gebündelte Lichtstrom aus Mikrowellen, kann leicht Stellen der Netzhaut verbrennen. Nur Laser der Klasse 1 sind un-

---

45   Robert O. Becker, Der Funke des Lebens, S. 191-197

schädlich, aber es gilt: Jeder Laserstrahl ist gefährlicher als alle anderen künstlichen oder natürlichen Lichtquellen; ab einer Wellenlänge von mehr als 315 Hertz kann es zu Katarakten des Auges und Verbrennungen der Haut kommen. Mit dem Laserstrahl kann man jedoch auch, zielsicher und extrem kurz eingesetzt, Fehl-, Kurz- und Weitsichtigkeit sowie Hornhautverkrümmungen korrigieren. Der Laserstrahl „modelliert" das Hornhautgewebe.

Mikrowellen und Röntgenstrahlen durchdringen leider ungehindert das ganze Auge, ultraviolettes Licht aus der Nähe wird immerhin zu 50 % absorbiert.

Die „Radarkommission" des Bundesamtes für Strahlenschutz, die aus neunzehn Experten bestand, schrieb in ihrem 185-seitigen Abschlussbericht 2003, wegen „schwerwiegender methodischer Mängel" der Ausgangsuntersuchung könne im Zeitraum zwischen 1956 und 1985 das Gesundheitsrisiko von Soldaten nicht richtig bewertet werden. Es wurden jedoch Entschädigungen für erkrankte und gestorbene Soldaten empfohlen und auch gezahlt.

Die Radium-Girls

In dem Radar-Bericht ging es auch um Techniker, die durch radioaktive Leuchtfarben Gesundheitsschäden erlitten. Für eine Entschädigung müsse geklärt werden, ob die Person „vor 1980 durch Auskratzen, Abschmirgeln oder Wiederauftragen mit radiumhaltigen Leuchtfarben zu tun hatte" (IX.) Lange Zeit war es üblich, damit Instrumente auch in der Dunkelheit lesbar zu machen. Ab 1980 war die Prozedur dann verboten. Verwendet wurde das Radionuklid Ra-226 mit einer Halbwertszeit von 1600 Jahren, dessen Alphastrahlen für das Leuchten sorgten.

Dazu gibt es einen Präzedenzfall aus den Vereinigten Staaten von Amerika, betreffend die „Radium Girls", wie man sie später genannt hat. Was nach Comedy und hohem Spaßfaktor klingt, hat einen traurigen Hintergrund. Die U.S. Radium Corporation stellte an sechs Standorten Uhren her, deren Zifferblätter mit radiumhaltiger Leuchtfarbe bemalt wurden – allein im Jahr 1920 waren das vier Millionen Exemplare, und 4000 Arbeiterinnen und Arbeiter waren tätig. Diese malten mit Kamelhaarpinseln die Ziffern, leckten die Pinsel an, damit sie schärfer würden, und sie bemalten sich zum Spaß auch Zähne und Fingernägel mit der strahlenden Substanz, deren Gefährlichkeit den Besitzern und den Chemikern nicht unbekannt war: Sie schützten sich wohlweislich mit Masken und Bleigürteln.

Man weiß von 140 jungen Frauen, die vor ihrer Zeit durch die Strahlung starben; viele litten unter Blutarmut und unter Knochenbrüchen. Bei manchen zersetzte sich der Kiefer, was eine fürchterliche Entstellung bedeutete. Die Dunkelziffer der Erkrankungen muss enorm hoch gewesen sein. Die Firma vertuschte und mauerte und ging so weit, den erkrankten Frauen vorzuwerfen, sie litten unter der Geschlechtskrankheit Syphillis. Ein Prozess, den Grace Fryer anstrengte, endete 1928 mit hohen Entschädigungen und lebenslangen Renten für die armen Radium Girls: Es war ein Durchbruch, denn zum ersten Mal hatten Arbeiter ihre Firma verklagt und einen Erfolg erzielt.[46]

Heiße Strahlen im Kalten Krieg

Ein halbes Jahrhundert später erstritten sich auch einige Mitarbeiter der US-Botschaft in Moskau außergerichtlich Entschädigungszahlungen – wegen „berufsbedingter" Strahlenleiden. 1975 hatte die Öffentlichkeit erfahren, dass das Moskauer Gebäude seit 1953 regelmäßig mit Mikrowellen bombardiert worden war. Ein Experte argwöhnte, die Russen hätten damit auf Verhaltensänderungen beim Personal gehofft. Auf Ähnliches spekulierten auch die Amerikaner, als sie an Weihnachten 1989 die Botschaft des Vatikan in

---

46   https://de.wikipedia.org/wiki/Radium_Girls

Panama, das sie gerade überfallen hatten, bestrahlten – allerdings mit Heavy-Metal-Musik. Machthaber Manuel Noriega, der sich dorthin geflüchtet hatte, sollte demoralisiert werden. Nach zehn Tagen gab er auf. Der rumänische „Conducator" Nikola Ceausescu ließ Todeskandidaten in eine fensterlose Zelle mit Bleitüren sperren, in der sie, ohne es zu ahnen, hochdosierter Röntgenstrahlung ausgesetzt wurden. Der Diktator nannte diese Mordmethode, mit der er sich Oppositionelle vom Hals schaffte, „Radu".[47]

Der Moskauer Strahlenbeschuss war fünf US-Regierungen sowie den amerikanischen Militärbehörden bekannt, die aber in keiner Weise die Angestellten schützten, sondern sie anscheinend als Versuchskaninchen betrachteten, wie ein Bericht des US-Kongresses von 1979 zeigte.[48]

Anfänglich war die Strahlung schwach, doch von 1963 bis 1975 rangierte sie zwischen 2,5 und 4 Gigahertz, mit einer Intensität (oder Leistungsdichte) von 18 Mikrowatt pro Quadratzentimeter als höchstem Wert. Das war freilich „peanuts", verglichen mit dem absurd hohen Grenzwert von 10.000 Mikrowatt pro Quadratzentimeter, der seit 1965 für Militärpersonal galt. Sogar der Initiator des Grenzwerts, ein gewisser Professor Herman P. Schwan, gab später zu Protokoll, nur eine Stunde könne man diesen Grenzwert aushalten, der immerhin bis 1982 gültig war.

Problematisch sind immer die unterschiedlichen Einheiten. Die 10.000 Mikrowatt pro Quadratzentimeter entsprechen 100 Watt pro Quadratmeter. Die Europäische Kommission legte 2004 in einer Richtlinie als Grenzwert für die Exposition bei einer Frequenz von 10 bis 300 Gigahertz 50 Watt pro Quadratmeter fest.

Im Februar 1976 schirmten die USA ihre Moskauer Botschaft ab und unterzogen die über 5000 infrage kommenden Mitarbeiter medizinischen Tests. Signifikant waren Anstiege bei: Inneren Krankheiten, Komplikationen für Frauen bei Geburten, Augen-

47 Siegerist, Ceausescu, S. 185-188
48 Smith/Best, Electromagnetic Man, S. 210-217

problemen, Hauterkrankungen, Depressionen, Reizbarkeit, Appetitverlust und Konzentrationsstörungen. Der Hauptstrom der Wellen war direkt auf das Büro des Botschafters gerichtet. Zwei der Amtsträger – Charles Bohlen (1953-1957) und Llewellyn Thompson (1957-1962) – starben an Krebs, einer – Walter Stoessel (1974-1976) – an Leukämie.

Bei einer Untersuchung von 128.000 polnischen Soldaten, die von 1970 bis 1979 in Radaranlagen Strahlung ausgesetzt waren, zeigten sich drei Mal mehr Krebsfälle als in einer Vergleichsgruppe; die Sterblichkeit durch Leukämie lag sieben Mal höher als in der nicht exponierten Bevölkerung. Das höchste Risiko hatten 40- bis 49-Jährige, die fünf bis fünfzehn Jahre der Mikrowellenstrahlung ausgesetzt waren.

2

Im Strahlengewitter

Die Wohnung einer Lehrerin im Allgäu war dem Richtstrahl einer Mobilfunkantenne im Weg. Die junge Frau fühlte sich konstant unwohl, und am Arbeitsplatz wurde es sogar noch schlimmer. Das konnte nur an den Leuchtstoffröhren liegen, vermutete sie. Schließlich musste die Lehrerin sich krank melden, verließ ihre Wohnung und zog aufs Land, wo die Beschwerden sofort wie weggeblasen waren. Dass ein Physikprofessor im privaten Kreis diese Geschichte zum Besten gab, verleiht ihr Bedeutung.

Qualen durch Strahlen

Nicht nur beständige Exposition, sondern auch „Ereignisse mit hoher Strahlung" könnten das Syndrom der Elektro-Hypersensibilität auslösen, meint der Engländer Albert Budden, und so ein „Major Electrical Event" wäre früh im Leben ein Blitz- oder Stromschlag, der jemanden plötzlich und massiv hohen elektromagnetischen Feldstärken aussetzt und den Körper für immer sensibel für Strahlung macht. Die Sensibilität ist noch stärker, wenn das Elektro-Ereignis bereits bestehende Allergien neu entzündet und den Körper überlädt.

In einer deutschen Studie von 2009 fand man in einer normalen Kontrollgruppe von 107 Teilnehmern 17% Tinnitus-Leidende,
doch in einer Gruppe von 89 Elektrosensiblen waren es über 50%.
Das führte zu dem Schluss, dass ein „überaktiviertes kortikales
Stress-Netzwerk" sowohl für Tinnitus als auch für Elektrosensibilität verantwortlich sei, die erst in der 1980er-Jahren aufkam.

Michael Shallis an der Universität Oxford untersuchte 600
Menschen mit Elektro-Hypersensibilität. Er stellte fest, dass
Frauen häufiger davon betroffen sind als Männer, und dass 23%
seiner Versuchspersonen irgendwann vom Blitz getroffen worden waren. Ein sechzig Jahre alter Geschäftsmann, dessen Fall
Wolfgang Maes vorstellte[49], wurde nach zwei Herzinfarkten elektrosensibel; die elektrischen Schocks, die ihn wieder ins Leben
zurückholten, wobei der Körper sich aufbäumt und auch Verbrennungen entstehen, verschafften ihm ein Elektro-Trauma. Seine
Lebenswelt musste gut gegen Strahlen abgeschirmt werden, dann
konnte er normal weiterleben.

Die Betroffenen fühlen sich krank, wenn sie sich elektromagnetischer Strahlung ausgesetzt wissen. Schon eine laufende
Waschmaschine oder ein Mensch am Handy kann ihre Symptome auslösen, die von Müdigkeit, Kopfschmerzen, Panikattacken,
Schlaf- und Konzentrationsstörungen und Gedächtnislücken
bis hin zu Hautausschlägen, Verdauungsproblemen und Ohrge-
räuschen reichen.

1997 wurden in der Region Stockholm 15.000 Menschen zwischen neunzehn und achtzig Jahren befragt, ob sie sich von elektromagnetischer Strahlung bedrängt fühlten. 1,5% bejahten, und
meist waren es Frauen im Alter zwischen sechzig und neunund-
sechzig Jahren. In Kalifornien beschrieben sich im Jahr darauf
3% von 2000 Bürgern als „allergisch oder sensibel in der Nähe
von elektrischen Einrichtungen".[50] Der Baubiologe Maes schätzt,

---

49   Maes, S. 40/41
50   Proud, Strange Electromagnetic Dimensions, S. 105

dass in Deutschland sogar 5% der Bevölkerung elektrosensibel sind.

Elektrosensibel kann man nur sein, weil der Mensch „elektro-sensitiv" ist: Elektrische und magnetische Felder werden von ihm bewusst und unbewusst wahrgenommen und können körperliche Symptome auslösen.

Eine „harmonische Resonanz" könne im ganzen Körper auf-treten, wenn dieser sich unwillentlich auf eine feste Kombination von Feldfrequenzen in der Umgebung einstimmt. Einstimmen und Abstimmen („tuning") kommt aus der Musik; Instrumen-te müssen bekanntlich gestimmt werden. Können wir uns gegen die Einflüsse wehren? Unsere Geisteshaltung beeinflusse „unser eigenes inneres Äthergefüge sowie unsere Resonanzbereitschaft mit der Umwelt", schreiben zwei Autoren. Wir hätten „Einfluss darauf, ob wir mit der Hochfrequenz und ihren Information in Resonanz gehen oder nicht".[51]

Die Nemesis

Strahlung stresst. Sie ist ein „Stressor". „Eine unterschwellige chronische Belastung durch einen solchen Stressor könnte eine Stressreaktion auslösen", wurde 1999 in der Schweizer Untersu-chung „Nemesis" vermutet. Nemesis war in der Antike die Göt-tin, die die Selbstüberhebung des Menschen bestrafte, weil er so göttliche Ordnung und Sittlichkeit in Unordnung brachte. Sie war weniger Rächerin als Richterin; aber wir wissen, dass die Strafe oft die Falschen trifft.

Der schlimmste Stress ist höllischer Lärm. Ein Passagierflug-zeug, vom Kurs abgekommen, hatte in geringer Höhe eine Silber-fuchsfarm überflogen. Sämtliche Weibchen fraßen danach ihre Kinder auf. Neben einer Nerzfarm des Boxers Max Schmeling in

---

51 Dierssen/Brönnle, Der Mensch im Kraftfeld der Technik, S. 141

einem Dorf bei Hamburg wurde ein Fliegerhorst der Luftwaffe eingerichtet; vom selben Tag an wurden die Nerze ihren Kindern gegenüber zu Kannibalen.[52]

Nemesis musste als Akronym für „Niederfrequente elektrische und magnetische Felder und Elektrosensibilität (in der Schweiz)" herhalten. Der Autor der Studie jedoch blieb auf dem Boden und machte sich nicht der Hybris schuldig (er kam ja aus der Schweiz). Manche Menschen quälten sich jahrzehntelang dahin, hieß es da, bis sie im Elektrosmog eine Erklärung hätten; dann jedoch gehen sie nicht mehr davon ab. Sie vermeiden die Störquellen und „begünstigen damit Entstehung und Steigerung der subjektiven Elektrosensibilität".[53]

Die hier weit gefassten und undramatischen Symptome der Elektrosensibilität sind der klassische Fall einer „unspezifischen Störung", von der Weltgesundheitsorganisation WHO auch als solche benannt, die ergänzte, es gebe keine wissenschaftliche Basis dafür, sie in Kontakt zu elektromagnetischen Feldern zu bringen. Auch das deutsche Bundesamt für Strahlenschutz schließt einen ursächlichen Zusammenhang zwischen den Feldern in Verbindung und den Beschwerden der elektrosensiblen Personen aus. Also alles psychosomatisch? Alles Einbildung?

Oft leiden Elektrosensible auch unter Allergien gegen Chemikalien, ausgelöst durch eine Überdosis Chemie. Moleküle kommunizieren durch oszillierende Frequenzen miteinander. Wie Jacques Benveniste gezeigt hat, reagieren sie auf elektromagnetische Wellen, denen eine Information aufgeprägt wurde, genauso wie auf chemische Stoffe. Magnetische Wechselfelder konnten sogar jegliche Aktivität in Zellen stoppen. Ungünstige Felder könnten also die Wirkung schädlicher Stoffe „simulieren" und chemische Unverträglichkeiten auslösen.[54] Könnten dann günstige Felder

---

52   Vitus Dröscher, Nestwärme, S. 192
53   Christopher H. Müller, Projekt Nemesis, S. 49
54   McTaggart, S. 68

helfen? Brauchen wir künftig keine Pille mehr, sondern nur eine Dusche mit der richtigen Frequenz?

Das „Breakspear Medical", eine private Tagesklinik in London, erklärt sich auf ihrer Homepage stolz darauf, „geruchsfrei" zu sein: „Wir bitten alle Patienten und Besucher, nichts zu tragen, was parfümiert oder geruchsintensiv ist, während sie die Klinik besuchen." Die Patienten werden getrennt voneinander begutachtet, da sie auch aufeinander empfindlich reagieren. Eine simple Methode, Elektrosensiblen Linderung zu verschaffen, sieht so aus: Wasser wird in eine Röhre gegossen und mit einer passenden Frequenz „imprägniert". Der Patient hält die Röhre und fühlt sich besser,[55] und das manchmal zwei Monate lang.

Wunder Wasser

Wasser hat ein ureigenes Gedächtnis, und wenn es durch elektromagnetische Einstrahlung „imprägniert" oder „aktiviert" wird, kommt es zu biologischen Wirkungen „analog den homöopathischen Hochpotenzen", schrieb der Physiker Ernst Senkowski und meinte: „Die spezifischen Wirkungen im Fall elektromagnetischer ‚Aktivierung' scheinen erst nach Monaten abzuklingen."[56]

Wasser, das magnetischen und elektrischen Feldern ausgesetzt wurde, gehört tatsächlich zur homöopathischen „Materia Medica". Unterirdisch fließendes Wasser könnte als „stehende Welle" ein elektromagnetisches Feld erzeugen, das prägnante Ereignisse der Vergangenheit aufzuzeichnen in der Lage sei, meinte einmal der Archäologe Tom Lethbridge. Wer sich, weil medial begabt, darauf einstimmen könne, werde die Szenen wiedererleben.[57]

---

55 Budde, S. 163, Smith/Best S. 98/99
56 Senkowski, S. 136
57 Lyall Watson, Das geheime Leben der Dinge, S. 98/99

Das Alte Testament schrieb Waschungen in fließendem Wasser vor, und auch die Gnostiker – die Konkurrenten der Frühchristen – praktizierten ihre rituellen Bäder auf diese Weise. Das Wasser musste „lebend" sein, also aus einer reinen Quelle stammen, und sollte nicht durch metallene Röhren fließen, wie auch der Talmud betont. Die gesamte Körperoberfläche muss, heißt es in der Bibel, in Kontakt mit dem Wasser kommen. Wasser ist also durchaus mit Strahlung vergleichbar.

In der Nemesis-Studie wurden die einundfünfzig Versuchspersonen, die sich als elektrosensibel beschrieben hatten, in „Provokationsversuchen" mit EM-Feldern bestrahlt, aber zwischendurch auch mit unschädlichen Feldern bedacht, die jedoch keinerlei Wirkung auslösten. Es ist ein realer Effekt. Sind die Elektrosensiblen vielleicht Frühwarnsysteme, fragte Albert Budden, vergleichbar mit den Kanarienvögeln in den Minen, die von ihrer Stange kippten, wenn die Luft zu dünn wurde? So waren die Bergleute gewarnt. Vielleicht sind ja die Allergiker und Elektrosensiblen die Gesunden, die Störungen noch spüren, während andere unmerklich Schadstoffe tanken und dann irgendwann an Krebs verscheiden.

Auch gleichen sich die Leidensgeschichten Betroffener von unterschiedlichen Kontinenten auffallend. Nicht alle Fälle von „EM hypersensivitity" oder „Electro hypersensitivity" (EHS; deutsch Elektrosensibilität) gehen auf ein mega-elektrisches Ereignis zurück. Viele beruhen auch auf langjährigen Arbeitserfahrungen, die mit hoher Strahlung verbunden waren.[58]

Fallstudien: Leiden durch Elektrosmog

Am 10. Oktober 2012 schrieb auf der Internet-Seite „Stop Smart Meters Australia" ein „Anonymus" über sein Leiden. Er musste

---

58   Proud, S. 105

in Australien Drahtlos-Geräte zur Meldung des Stromverbrauchs in Privathäusern warten. Nach zwei Monaten fühlte er sich müde und geängstigt. Der junge Mann verlor seinen Job, doch auch danach hatte er noch Herzprobleme, Psychosen, Muskelkrämpfe, Tinnitus und Kopfschmerzen, was daran lag, dass er in einem Zimmer mitten in Melbourne von Wi-Fi-Strahlung umgeben lebte. Ein neues Smartphone löste bei ihm Todesangst aus. Erst ein Ausflug aufs Land und ein längerer Aufenthalt dort befreite ihn von seinen Symptomen.

Ulrich Weiner war schon als Kind ein begeisterter Amateurfunker und wurde logischerweise Kommunikationselektroniker mit Richtung Funktechnik. Er gründete eine Firma, verkaufte Mobiltelefone und die ersten Handys und hatte mit zwanzig Jahren schon zwanzig Mitarbeiter. Sein Auto nannten alle „Igel", weil es so viele Antennen auf dem Dach hatte. Im Jahr 2002 brach Weiner zusammen, was er der Mikrowellenbelastung durch die vielen Sendeanlagen auf dem Frankfurter Flughafen zuschrieb. Seine Sprach- und Herzrhythmus-Störungen verschwanden urplötzlich, als er zwei Tage im Wald verbrachte. Weiners Erkenntnis: „Der digital gepulste Funk verträgt sich nicht mit biologischen Systemen."

Seither lebt er im Wohnwagen in den wenigen „Funklöchern" Deutschlands, die für ihn so etwas wie Erlösungsräume darstellen, und wenn er ausgeht und Vorträge über die verstrahlte Umgebung hält, trägt er einen Strahlenschutzanzug. Als Erstes sagt er: „Bitte Handys ausschalten!" Weiner ist der Ansicht, es gehe um die Überwachung der Gesellschaft; die „kaputte Jugend" gehe auf zu niedrige Grenzwerte für Strahlung zurück, und überhaupt sei die Mobilfunkstrahlung „volkszerstörend". Sein Vorschlag ist: Weg von der Drahtlos-Technologie, alles glasfaserverkabeln.[59]

Weiner kennt auch Matthias Moser gut, der seit Mitte der

---

59 www.ulrichweiner.de

1990er-Jahre im Wald bei Freiburg lebt, möglichst weit weg von Strommasten, weil er nach zwei Stunden in E-Umgebung Herzschmerzen und Darmkrämpfe verspürt. Durch seine EHS-Krankheit seien ihm alle elektromagnetischen Felder „unerträglich und lebensgefährlich", wie es in einem Fernsehbeitrag hieß. „Weiße Zonen" ohne Strahlung wären seine Hoffnung. Ein anderer Betroffener schreibt, nach einer Viertelstunde WLAN-Nutzung „glüht mein Kopf, die Gedanken verschwimmen, und mir bricht der Schweiß aus".

Eine 82-jährige Dame lebt in Bad Krozingen seit Jahren in einem Apartment, in das keine Strahlung dringt. Sie war Tänzerin in Köln gewesen, ihr Mann Geiger, doch als sie ihr Elternhaus in Mühlingen bei Pforzheim beziehen wollten, fing die Malaise an. Sie meint, ein Mobilfunkmast auf einem Wasserturm in der Nähe hätte ihre Beschwerden ausgelöst. Sie litt unter Schweißausbrüchen und andauernd unter Herzrhythmusstörungen. Zweiundzwanzig Ärzte teilten ihr mit, ihr Herz sei gesund. Monateweise zog sie mit ihrem Mann in den Nordschwarzwald, wo es ihr wieder gut ging. Manchmal, berichtete sie, sei sie völlig verzweifelt gewesen. Nun lebt sie nach dem Tod ihres Mannes in einem abgeschirmten Kellerraum in Bad Krozingen bei Freiburg.

Elektrosensible geben nicht gern ihre Identität preis. Auch Dana ist ein Pseudonym. Sie verriet einer Internetseite ihr Leben: Geboren in den 1960er Jahren, begann sie im Jahr 2000 allergische Symptome zu verspüren, die sich 2004 auch im Freien zeigten. 2007 half ihr ein „Elektrosmog-Harmonisierungsprodukt", das aber bald ihr Leiden noch verstärkte. Sie erlebt die Strahlung als „regelmäßige Folter". Dana schreibt: „Die Folge unserer Situation ist seitdem, dass wir wieder dringend aus diesem Ort wegziehen müssten, aber wir wissen – wie viele andere – nicht mehr, wohin ..."[60]

---

60 www.initiative.cc/Artikel/2014_02_02_elektrosensibel.htm, abgerufen März 2017

Bei Danas Lebens- und Leidensgeschichte fällt auf, dass sie die Psyche und ihre Lebensumstände ausblendet. Sie suchte die Ursache ihrer Probleme *da draußen* und fand die Strahlung. Inzwischen hat sie sich auch detailliert in die Elektrosmog-Problematik eingelesen. Aber tragisch wirkt es, wenn sie schreibt: „Ich sehne mich zutiefst nach einem Ende dieser ständigen Qualen."

Suzanne Sohmer ist ein gut dokumentierter Fall. Ihr Körper „kollabiert in der Strahlung", sagt sie, die 1996 von Hamburg nach Hohenpeißenberg in Bayern zog. Dort sank ihr Calcium-Spiegel, und Blutdruckschwankungen stellten sich ein. 2004 erhielt sie einen Hochfrequenzschutzanzug. Erst eine Übernachtung an einem funkarmen Ort brachte Linderung. Wenn Frau Sohmer Strahlung spürt, muss sie sich sofort in Abschirmstoff kleiden. 2006, als ihr Interview veröffentlicht wurde, lebte sie seit zehn Jahren in einem Wohnmobil im Wald. Sie kann weder zum Supermarkt noch zum Arzt. Alles muss ihr gebracht werden. Heute lebt sie in Oberammergau.

Ein Rentner aus Zürich schreibt, er habe bereits in zwanzig Häusern gewohnt und wisse nicht weiter. Wo könne er noch hin? Zurück in den Wald, auf den Uetliberg, zu Heidi auf die Alp? Es ist leicht, sich darüber lustig zu machen, doch diese Menschen leiden wirklich. Da allerdings die Elektro-Hypersensiblen eine verschwindende Minderheit darstellen, der die überwältigende Mehrheit der Elektrokommunikationsgetriebenen gegenübersteht, bleiben jene auf einen Exoten Status reduziert, so etwas wie Nacktmulle und Maulwürfe im Tierreich.

Als elektrosensibel muss man auch den schwedischen Dramatiker August Strindberg (1849-1912) bezeichnen. Der Roman *Inferno* (1897) war sein Schlusswort über eine persönliche Krise mit Wahnvorstellungen, Realitätsverlust und Depressionen. Eine Art Elektrowahn hatte ihn ergriffen: „Gegenstände verwandeln sich in Elektrisiermaschinen, die das Subjekt zum Opfer von Strömen machen. Er fühlt sich von elektrischen Drähten belästigt, elektrischer Strom fließt ihm ins Herz und von Elektrikern, die ihn verfolgen, empfängt er elektrische Duschen. Der nervöse Leib ist körperlos, beliebig aufladbar mit Spannungen."[61]

Opfer gibt es immer. „Es gibt keine Religion ohne Opfer", schreibt der italienische Arzt Carlo Levi in „Paura della libertà", und jede Religion sei Opfer und Hingabe. Damit der Gott leben könne, würden Menschen erst entfremdet und ihm dann geopfert.[62] Wir opfern niemanden mehr bewusst; in der Welt der Technik sind Unfälle und Leidensgeschichten einfach Teil des Systems, werden hingenommen und der Statistik einverleibt. Die Zahl der Opfer, die akzeptiert wird, ist ein Maß für die Größe der Religion. 1970 hielt man 20.000 Verkehrsopfer auf Deutschlands Straßen für hinnehmbar in Diensten der freien Fahrt, und die Leidenden an Elektrosmog sind genauso Opfer, die „entfremdet" sind und über die man sich vielleicht noch lustig macht. Wo liegt der Unterschied?

Von Gartenzwergen entführt

Albert Budden will mit seinen mega-elektrischen Ereignissen, die den Körper überladen, die angeblichen Besuche Außerirdischer, Spuk und andere paranormale Vorkommnisse erklären. Und er holt weit aus: Mögliche Symptome der Elektrosensibilität seien Automatismen mit dem Gefühl des Zeitverlusts, Trance-Episoden, Black-Outs, Lähmungen, Muskelzittern und Taubheit, Halluzinationen, das Gefühl einer Gegenwart, Déjà vu und Jamais vu, Lichtfunken vor den Augen und Angstzustände. Budden interviewte die Engländerin June, weil er wissen wollte, wie ihre Entführung durch Außerirdische vonstatten gegangen war.

June aus Coventry vertraute ihrem Tagebuch an, nachts hätten sie und ihre Familie ein Flugzeug gehört und danach einen

---

61 Christoph Asendorf, Avantgarde und Energie, in: Plitzner, S. 187
62 Carlo Levi: Paura della Libertà, S. 34

Brummton in den Ohren gehabt. Die Kinder rissen die Vorhänge auf, und draußen tanzten am Himmel überall Lichter. Dann näherte sich der Eingangstür „ein zirka ein Meter großer Außerirdischer mit großem runden Kopf, kleinen Augen und heller, attraktiver Kleidung". Alarm! Schon steht der Fremde an der Tür, und als June ihn auffordert wegzugehen, verdoppelt er sich und steht plötzlich vor ihr. Mann und Kinder scheinen in Trance zu fallen.

Die Außerirdischen erweisen sich als freundlich. Die Familienangehörigen folgen ihnen, sitzen plötzlich in deren Raumschiff, das einem Autobus ähnelt, und erfahren, dass sie nun zu einem anderen Planeten reisen würden. Sekunden später sind sie schon dort und treten in einen Gebäudekomplex ein, der auch „Freizeiteinrichtungen besaß und überhaupt rein und unverschmutzt wirkte", erinnerte sich June später. Da waren nur junge Leute, die glücklich wirkten, nur die Welt außerhalb war eine Wüste. Da hinaus schaute sie, als sie sich plötzlich auf dem Rücken im Sand liegen spürte und gleich darauf im eigenen Bett, in einem Lähmungszustand befangen.[63]

Der Ufo-Forscher fragte June, wie genau die Außerirdischen ausgesehen hätten. „Wie Gartenzwerge", antwortete sie schüchtern. Budden resümierte: Junes Entführungs-Vision hätte in einen modernen „Garten Eden" ohne Elektrosmog geendet, und die Führer seien zeitgenössische Verkörperungen von Naturgeistern gewesen – Gartenzwerge. Wir sollten sie nicht unterschätzen. June hatte als 17-jährige einen Stromschlag abbekommen, litt unter Elektrosensitivität und hielt sich für medial begabt. Am Tag ihrer „Entführung" waren ihr Mann und die Kinder, wie sich später zeigte, gar nicht zu Hause gewesen, sondern bei einem Verwandtenbesuch.

Der Körper, spekulierte Budden in seinem Buch „electric ufos", nehme die künstlichen elektromagnetischen Felder als fremd

---

63   Budden, S. 22-24/254-257/104/105

wahr, als „außerirdisch", und das Unbewusste wähle aus den Bildarchiven entsprechende Motive aus. Wenn der Körper lange Zeit von Mikrowellen bestrahlt werde, vermerke der Körper diese als „nicht von der Erde", was wörtlich als „außerirdisch" oder „fremd" (alien) übersetzt und in Bilder gebracht werden könnte. „In einem sehr realen Sinn *sind* die Felder die außerirdischen Eindringlinge." In dem Buch „The Confidential Agent" von Graham Greene müssen die Passagiere eine Schiffs in Dover durch den Zoll. Es gibt zwei Schalter – einen für „aliens" und einen für „British subjects". Damals, 1939, waren die „aliens" noch keine Außerirdischen, sondern Nicht-Briten: Fremde.

Warum werden die elektromagnetischen Felder als fremd erkannt? Weil die Nerven keine Drähte oder Kabel für die Weiterleitung von elektrischen Impulsen sind, wie noch Emil Dubois-Reymond 1840 gemeint hatte. Die Signale sind zu langsam, jedenfalls alles andere als lichtschnell, auch wenn sie 420 Kilometer pro Stunde erreichen mögen wie der Bugatti Chiron mit seinen 1500 PS. Es fehlt den Nerven auch an der richtigen Isolierung. Außerhalb der Membran sitzen positiv geladene Sodium-Ionen, innerhalb negativ geladener Chlorid-Ionen. Wenn der Nerv stimuliert wird, wechseln die beiden Ionen-Arten rasch ihre Plätze, und der Wechsel des elektrischen Potenzials läuft als „Strom" durch den Nerv. Es handelt sich also eher um elektrochemische Signalisierung.

Der Körper ist ein Halbleiter. Bei elektrosensiblen Menschen muss man das „halb" streichen. Zudem lösen bei ihnen manche Feldfrequenzen, auf die irgendwie Allergie-Informationen übergegangen sind, in einer Art von Konditionierung allergische Reaktionen aus.

Electric People

Ist ein „größeres elektrisches Ereignis" oder die ungewollte Speicherung von elektrischer Energie im Körper auch verantwortlich dafür, dass Menschen zu „electric people" werden und Geräte in ihrer Umgebung zum Versagen bringen? Wir wissen nicht, wie der geniale österreichische Physiker und Nobelpreisträger Wolfgang Pauli (1901-1958) zu seiner fragwürdigen Fähigkeit kam, jegliche elektronische Apparatur, der er sich näherte, zu blockieren und zu zerstören. An der Göttinger Universität, an der er wirkte, war er berüchtigt und gefürchtet deswegen. Sein Freund Otto Stern untersagte ihm, sein Labor in Hamburg zu betreten. Bekannt wurde die Geschichte, dass in Göttingen James Franck mit einem aufwendigen Versuchsaufbau scheiterte, Pauli jedoch nicht schuld sein konnte, wie er angab: Er sei ja nicht dagewesen. Jedoch stellte sich heraus, dass er mit dem Zug von Kopenhagen nach Zürich unterwegs gewesen war und exakt zur fraglichen Zeit, als die Geräte ihren Geist aufgaben, sein Zug in Göttingen einen Zwischenstopp eingelegt hatte.[64]

Kein Drucker, Computer oder Staubsauger hielt es aus, wenn Mavis Price aus dem englischen Telham in ihrer Nähe war: Sie stellten den Dienst ein. 2008 wurde die Frau daher als die „aufgeladene Großmutter" bezeichnet, denn vermutlich trug sie eine Menge statische Elektrizität in sich.[65] In Anwesenheit von Jacqueline Priesterman wechselten Radio- und Fernsehgeräte wie verrückt die Sender, versagten Bügeleisen, Wasserkocher, Trockner und Waschmaschinen den Dienst. Es hatte angefangen, als sie zweiundzwanzig Jahre alt war. Jacqueline war schwanger, hatte ein achtzehn Monate altes Kind, und dann, unmittelbar nach einem Streit, verunglückte ihr Mann Ron mit dem Motorrad und starb

---

64 Hilary Evans, Sliders, S. 141
65 Proud, S. 184

bald darauf. (Sie hatte ihm gewünscht, er möge sich den Hals brechen.) Die Kapriolen der Elektrogeräte hielt sie für Spuk, angezettelt von Ron aus dem Jenseits. Ihr Aufgeladensein besserte sich, als sie mehr Früchte, Gemüse und vor allem einen Brei aus Zwiebeln zu sich nahm; Zwiebeln, so sagt man, absorbieren statische Elektrizität. Außerdem half, dass sie einen Elektriker zum zweiten Mann nahm, der die kaputten Geräte gleichmütig reparierte.[66]

Der Körper kann an seiner Oberfläche durchaus 25.000 Volt Ladung tragen. Er wirkt dann wie ein Kondensator und wartet nur darauf, sich entladen zu können. Deshalb werden in den Labors, in denen es um Chips und Nanotechnologie geht, die Mitarbeiterinnen und Mitarbeiter vor der Arbeit „entladen". Ob man ihnen auch rät, viel Zwiebeln zu essen, ist nicht bekannt.

High-voltage-syndrome

Im Labor des Biologen Jacques Benveniste in Clamart sollten die Mitarbeiter, denen ein Roboter zur Hand ging, starke Verdünnungen von mit Informationen imprägniertem Wasser herstellen. Eine Mitarbeiterin ging streng nach den Regeln vor, hatte aber auch nach sechs Monaten keinen Erfolg: Ihre Lösungen waren leer. Benveniste schwante, dass es an der Frau liegen könnte. Er maß sie und stellte fest, dass sie elektromagnetische Strahlung absonderte. Sie musste nur fünf Minuten eine Röhre mit aktiven homöopathischen Kügelchen in der Hand halten, und schon waren die Globuli wirkungslos geworden.[67] Woher das kam, blieb unbekannt.

Bei Norma, die Michael Shallis aus Oxford zu seinen Forschungen über Elektro-Menschen brachte, war es ein mega-elektrisches Ereignis, das ihr lebenslang ein getrübtes Verhältnis zu strombetriebenen Geräten einbrachte. Als Neunjährige berührte sie ein Radiogerät, und der Stromschlag schleuderte sie durch den

66   Proud, S. 185-187
67   McTaggart, S. 73

Raum. Seither ist sie auch medial begabt, kann die Aura sehen und manchmal auch Geister. Shallis meint, die „electric people" hätten ihren eigenen inneren Elektrostatik-Generator; von außen komme die Ladung nicht.

Das Syndrom dazu heißt auf Englisch *High-voltage-syndrome* (HVS) und ist von der Elektrosensibilität zu unterscheiden. Die Elektro-Menschen beeinflussen oder *zer*stören elektrische Geräte; die Elektrosensiblen werden von solchen beeinflusst und *ver*stört. Beide „Krankheitsbilder" beginnen meist mit einem megaelektrischen Ereignis: Blitz- oder Stromschlag; eine hochdosierte Bestrahlung mit Radiowellen.

Schon 1846 war in Frankreich ein „elektrisches Mädchen" in aller Munde: Angélique Cottin. Vor ihr wichen Tische merklich zurück, und Stühle wurden Experimentatoren aus den Händen gerissen, und das in Paris, wo Forscher der Französischen Akademie der Wissenschaften das 14-jährige Bauernmädchen aus Nordfrankreich studierten. Sie stellten fest, dass ihr linker Arm warm war und aus ihm anscheinend ein „Fluidum" austrat (damals eine beliebte Erklärung), das man in Ermangelung anderer Theorien für elektrisch hielt. An der Hand von Angélique blieben Papierblätter kleben, doch sonst scheint sie eine starke Poltergeist-Agentin gewesen zu sein.[68]

Caroline Clare aus Ontario in Kanada wurde von der Presse 1879 die „menschliche Elektrobatterie" genannt . Bei ihr könnte man eher HVS diagnostizieren. Mit siebzehn Jahren war sie schwer krank geworden und von einer Trance in die andere gefallen. Danach besaß sie elektrische und magnetische Fähigkeiten. Sie gab jedem einen Schock mit, dem sie die Hand reichte. Caroline konnte bis zu zwanzig Personen elektrisch durchzucken lassen, wenn diese ihre Hände hielten. Jedes Objekt, das sie berührte, blieb lange Zeit elektrisch aufgeladen.

---

68 Proud, S. 195-198

Die magnetischen Phänomene waren ebenso frappierend. Messer sprangen ihr entgegen, sobald sie nach ihnen griff, und ein metallener Gegenstand heftete sich so fest an ihren Oberkörper, dass ein Umstehender es unter Kraftaufbietung wegziehen musste, während Caroline ihren Arm vom Handgelenk in Richtung Ellenbogen rieb.

Auch in unseren Tagen gibt es magnetische Wundermenschen wie Robert Dragovic, den die Zeitung „20 Minuten" im April 2016 vorstellte. Metallenes Besteck bleibt an seinem nackten Oberkörper kleben. „Selbst ein Raclette-Pfännli haftet an seinem Rücken", freute sich die Schweizer Berichterstatterin. Auch sein Vater, dessen Frau und Roberts Schwester besitzen diese Fähigkeit, die nicht außergewöhnlich ist. In paranormalen Kreisen kursieren seit Jahrzehnten Bilder von Menschen, an denen Metall klebt. Ärzte im Inselspital Bern kannten das Phänomen nicht und konnten es auch nicht erklären.

Verschmorte Menschen

Als ein Chirurg neun Stunden nach dem Tod der 86-jährigen Nonne Maria Villani in Neapel am 26. März 1670 ihren Körper öffnete, trat Rauch aus. Das Herz der Toten war so heiß, dass der Mediziner mehrmals seine Hände zurückziehen musste.[69] Das lässt an das seltsame Phänomen der „menschlichen Selbstentzündung" (Spontaneous Human Combustion) denken, bei der ein Mensch aus unbekannten Gründen innerlich verschmort. Das „Feuer" beginnt stets innerhalb des Körpers und verzehrt ihn allmählich und vollständig. Die Extremitäten bleiben oft übrig.

Mary Reeser war siebenundsechzig Jahre alt, etwas übergewichtig und unglücklich, weil sie die Hitze in Florida nicht ertrug. Am 2. Juli 1951 drang man in ihr Apartment in St. Peters-

---

69 Herbert Thurston, Parfums surnaturels, in: Mélieux, Les corps à prodiges, S, 136/137

burg ein, weil es darin rauchte. Von Frau Reeser wurden nur ein paar Zähne, ihr eingeschrumpfter Schädel, die verkohlte Leber, ein Knochen und der linke Fuß gefunden, der noch im Slipper steckte. Die Wohnung war unversehrt.

200 Jahre vorher wurde über den Tod der Gräfin Cornelia Bandi geschrieben, von der 1745 in Cesena angeblich nur eine „fettige und stinkende flüssige Masse" übrig blieb. In der Viktorianischen Epoche war die Erklärung für die wenigen Fälle stets Alkoholmissbrauch. Doch Justus von Liebig gelang es 1851 nicht, in Alkohol gebadetes menschliches Fleisch zu verbrennen.

Jenny Randles und Peter Hough, die über diese eigenartige Todesart ein Buch geschrieben haben, verfügten 1992 über 111 Fälle. Der Autor John Heymer vermutet, im Körper könne das Wasser in Sauerstoff und Wasserstoff aufgespalten worden sein, und Wasserstoff brenne sehr gut. Der Funke, der den Mechanismus auslöst, könne von statischer Elektrizität herrühren, die sich im Körper aufgebaut habe. Oder handelt es sich um eine chemische Reaktion – entzünden sich etwa entflammbare Gase im Verdauungstrakt? Doch entzünden müssen sie sich, und die Elektrizität im Körper wäre dafür eine Erklärung.

Eine esoterische Erklärung, die auf einige Fälle zutreffen mag, liefert Edwin C. Steinbrecher: Kundalini. Das ist eine schlagartige Erleuchtungserfahrung, ein inneres feuriges Gleißen, das von der Basis der Wirbelsäule ausgeht und blitzschnell entlang der Wirbelsäule emporschießt. Das führt zu körperlichen Symptomen wie leichten Verbrennungen, und wer vorbereitet ist, erlebt eine mehrere Stunden während Ekstase, die angeblich mit nichts vergleichbar ist. Geschieht dies unvermutet jemandem, der innerlich blockiert und voller Angst ist, könnte sich der Körper spontan selbst entzünden.[70]

---

70   Edwin C. Steinbrecher, The Inner Guide Meditation, S. 77

Jamming durch Betriebsmittel

Dem deutschen Gesetzgeber ist dieser ganze Themenkreis nicht bekannt. Er hat aber erst im Dezember 2016 eine Neufassung des Gesetzes über die „elektromagnetische Verträglichkeit von Betriebsmitteln" erlassen, um den EU-Vorschriften zu genügen. Mit Geräten fühlt man sich wohl; da ist die betreffende Verträglichkeit „die Fähigkeit eines Betriebsmittels, in seiner elektromagnetischen Umgebung zufriedenstellend zu arbeiten, ohne elektromagnetische Störungen zu verursachen, die für andere in dieser Umgebung vorhandene Betriebsmittel unannehmbar wären".

Wenn diese Störungen für den Menschen unannehmbar sind, muss er die 26. Verordnung zur Durchführung des Bundes-Immissionsschutzgesetzes heranziehen, die aus alter Zeit stammt, vom Dezember 1996. Sie wurde bislang nicht novelliert. Erst kommen die Betriebsmittel.

Was nun für ein elektrisches Gerät „unannehmbar" ist und wie überhaupt falsche Strahlung wirkt, kann man nicht wissen. Elektromagnetische Strahlung ziellos in die Welt zu pumpen, sieht nach einem unkontrollierten Feldversuch aus. Der Mensch steht ohnmächtig daneben; oder sitzt noch hilfloser als sonst in seinem Rollstuhl, weil dieser sich (und ihn) chaotisch bewegt.

1993 schon ergaben Tests der amerikanischen FDA (Food and Drug Administration), dass einige elektronisch kontrollierte Rollstühle durch den Einfluss von Radio- oder Mikro-Wellen von 10 Volt pro Meter oder weniger „auf unerwartete Weise anhielten, anfuhren oder sich drehten". Die gefährliche Feldstärke könne schon in der Nähe des Polizeifunks oder eines Walkie-Talkies auftreten, und es gebe zahlreiche Berichte von Verletzungen. Albert Budden, der die Geschichte wiedergab, erlebte selber Radiogeräte, die ohne Batterie liefen, und sogar ein Spielzeugauto, das batterielos im Zimmer umherjagte.

Es hat seinen Grund, dass der Flugpassagier nicht telefonieren soll, wenn die Maschine sich im Landeanflug befindet. Die Elektronik des Flugzeugs könnte versagen. Im Irak bauten Soldaten elektronische Störsender ein, um zu verhindern, dass die gegnerischen Rebellen durch Radiosignale oder Handys Sprengladungen zur Explosion brächten. Diese „Jammer" (to jam: stopfen, quetschen, blockieren; daher kommt der „traffic jam", der Verkehrsstau) störten mit ihren starken Magnetfeldern allerdings die Raven-Drohnen, die manchmal deshalb abstürzten. Auch Funkuhren, Handys, sogar Armbanduhren geraten außer Tritt.[71]

Die gegnerische Drohne möchte man aber gern abstürzen sehen. Die Gehirne laufen auf Hochtouren: Ein Verwüstungswettlauf, die feindliche Software betreffend, ist im Gang. Ein Engländer, Richard Gill, hat einen tragbaren Störsender entwickelt, der angeblich die Fernsteuerung der Drohne überschreibt und sie zurückschickt. Aber dazu muss man sie erst am Himmel ausmachen und schnell sein.

Unidentifizierte Flugobjekte (Ufos) begnügen sich nicht mit Störmanövern. Wenn sie aus Autos heraus gesichtet werden, fallen deren Motoren und Scheinwerfer einfach aus, und die Radios verfallen in Schweigen. Mark Rodeghier zog 1988 für eine Studie 441 bekannte Fälle heran. Ein Motor versagt nur, wenn seine Elektrik beeinträchtigt wird; hochfrequente elektromagnetische Felder, die von den Ufos ausgehen, könnten das bewirken. Auch Piloten beobachteten, dass Instrumente ausfielen, wenn sie sich einem dieser Flugobjekte näherten.

Lyall Watson hat in seinem Buch „Das geheime Leben der Dinge" Beispiele aufgeführt von Fahrzeugen, die wie von einem Fluch beladen schienen: Von unfallanfälligen Schiffen, führerlos dahinbrausenden Lokomotiven und Automobilen, die ihrem

---

71 Budden, S. 46/198

Namen alle Ehre machten. Sie setzten sich wie von Geisterhand in Bewegung, lange bevor von Autos ohne Fahrern gesprochen wurde.[72] Das Automobil als wirklich selbstfahrendes Ding; Autonomie und Automanie.

Heute muss man jedoch wirklich Angst haben vor Autos, die unkontrolliert fahren – weil ihre Fahrer eine SMS schreiben oder ihre E-Mails kontrollieren. In Italien wurden im Jahr 2016 über 40.000 Strafen für Telefonieren während der Fahrt ausgesprochen, und die Zahl der Verkehrstoten, in Italien ohnehin immer höher als in anderen Ländern, stieg – völlig gegen den Trend – um drei Prozent. Das wirklich, wirklich selbstfahrende Auto wird uns von diesem Problem erlösen.

Mobiles Gefunke

Im September 2016 kam der mobilfunkkritische Film "Thank You For Calling" in die deutschen Kinos. Regisseur Klaus Schweidsteger erzählt die 12-jährige Geschichte einer Gerichtsverhandlung in Washington D.C., deren Ende noch in den Sternen steht: Sechs Menschen mit Gehirntumor klagen – unterstützt von „unerschrockenen" Forschern, angeführt von George Carlos – gegen die „Industrie", die, wie zu erfahren war, jedes Jahr weltweit siebzehn Billionen Dollar Umsatz verzeichnet, weil und dieweil sich täglich über fünf Milliarden Handynutzer, also 80% aller Planetenbewohner, munter mittels mobilem Funk austauschen.

Das hätte sich in der grauen Vorzeit des Mobilfunks, im Jahr 1983, niemand vorstellen können. Damals kam das erste „Handy" auf den Markt, das DynaTAC von Motorola. Die wenigen stolzen Besitzer, die 3.500 Dollar für den Kauf übrig hatten, sorgten sich

---

72   S. 255-283

noch nicht um die Strahlung. Sie brauchten gute Armmuskeln und mussten aufpassen, dass ihnen ihr DynaTAC nicht auf den Fuß fiel, denn es wog 1,2 Kilogramm und hieß scherzhaft „der Ziegelstein". Vermutlich war es rot.[73]

Die Frage nach den Gehirntumoren

Dann vermehrten die Handys sich massenhaft, wurden schwarz und klein und flach, und die Strahlung konnte man nicht mehr ignorieren. Führt Telefonieren mit dem Mobilfunkendgerät zu Gehirntumoren? Ein signifikanter Anstieg dieser Krankheit sollte sich, wäre der massenhafte Handy-Gebrauch daran schuld, erst in zwanzig Jahren einstellen, ließ sich in dem Film ein Wissenschaftler vernehmen. Da ist eine mögliche Gefahr, aber sie ist noch nicht offenbar geworden. „Wahrscheinlicher als nicht" sei die Tumorgefahr, lautet eine diesbezügliche Aussage im Film. Ob man damit ein Gerichtsverfahren gewinnt? Jeder einzelne Fall solle nun, hieß es, abgeklärt werden. Das klingt nach einem Sieg der Verbraucher, der aber nicht ausgemacht ist. Das Verfahren könnte sich noch über Jahre hinziehen.

Die Industrie soll mit ihren Geräten übrigens in manchen Fällen den gesetzlichen Grenzwert überschreiten, auch wenn das Bundesamt für Strahlenschutz (BfS) sagt, alle Handys im Handel seien unter diesem Wert angesiedelt. Der Grenzwert, die Spezifische Absorptionsrate (SAR), soll bei der Ganzkörperexposition unter einer elektrischen Leistung von zwei Watt pro Kilogramm liegen; da die Strahlen den Kopf betreffen, gibt es auch Teilkörperexpositionswerte. Bei manchen Handys heißt es in einer BfS-Liste mit vielen hundert Fabrikaten jedoch: k. A. Keine Angaben. Der energetische Grundumsatz des Menschen liegt bei einem Watt pro Kilogramm Körpergewicht und erhöht sich durch Bewegung

---

73 P. W. Singer, Wired for War, S. 97

auf drei bis fünf Watt. Der italienische Radprofi Marco Pantani (1971-2004) erzielte bei seinem Rekord hoch zur Alpe d'Huez einmal 7,2 Watt pro Kilogramm.

Bei einer Handyleistung von vier Watt pro Kilogramm – deutlich über dem Grenzwert – steige die Körpertemperatur um ein Grad, mehr passiere nicht, besagt der Bericht der Radarkommission des BfS, in dem allerdings auf Seite 66 eingeräumt wird, bei über 4 Watt pro Kilogramm „besteht ein Zusammenhang zwischen der Exposition und der Durchlässigkeit der Blut-Gehirnschranke". Die Blut-Hirn-Schranke schützt das Gehirn vor schädlichen Stoffen aus dem Blut, lässt Sauerstoff und Nahrungsbestandteile durch, blockt Kohlendioxid und Abfallprodukte ab. So können weder Gifte noch Medikamente in das Gehirn gelangen. Bei Mäusen gab die Sperrschranke nach, wenn die am ganzen Körper auf vierzig Grad erhitzt wurden. Eine Studie aus Schweden deutet angeblich auf ein sieben Mal höheres Risiko für Gehirntumor bei Leuten hin, die über zehn Jahre intensiv telefonieren.

Diese Studie von Lennard Hardell und anderen, 2011 erschienen, zeigt tatsächlich einen Zusammenhang zwischen Intensivtelefonieren und Gehirntumor und brachte die Internationale Krebsforschungsagentur (IRCA) in Lyon in einem 400-seitigen Bericht 2013 zu der Aussage, diese Ergebnisse könnten „nicht nur als Reflex von Schwächen der Studie abgetan" werden; eine „kausale Interpretation sei möglich".[74]

Hardell hatte 1251 Fälle von Gliomen (Gehirntumoren) aus den Jahren 1997 bis 2003 herangezogen und ihnen 2438 „Controls" gegenübergestellt, die in Alter und Geschlecht vergleichbar waren. Bei einer hohen Intensität der Handynutzung von über 2000 Stunden über die Jahre hinweg stieg die „Odds Ratio", der Verhältnisquotient, auf 3,0, was ein drei Mal höheres Risiko darstellt, an einem Gehirntumor zu erkranken (und

---

74 IRCA, S. 410

nicht ein sieben Mal höheres, wie manche Elektrosmog-Seiten behaupten).

Die große INTERPHONE-Studie hatte 2708 Gliom-Fälle bei 2972 Kontrollfällen und erbrachte eine „mögliche Verbindung" zwischen der Erkrankung und dem Handy-Gebrauch (vor allem, wenn die Seite des Kopfes, an der man gern telefonierte, betroffen war). Signifikant – um das Zwei- bis Dreifache erhöht – war das Risiko, an einem gutartigen Hirntumor zu erkranken, für die „heavy users", die etwa in vier Jahren über 1640 Stunden telefoniert hatten – eine Stunde pro Tag.

Drei Stunden jeden Tag hing Roberto Romeo, ein italienischer Telecom-Angestellter aus Ivrea, an seinem Handy, und das fünfzehn Jahre lang. Irgendwann war sein Ohr „zu", und 2010 wurde bei ihm ein akustisches Neurinom diagnostiziert, ein gutartiger Tumor. Der Hörnerv musste ihm entfernt werden. Im April 2017 verurteilte ein Gericht die staatliche italienische Unfallversicherung dazu, Romeo eine Invalidenrente zu zahlen. Damit wurde juristisch die Kausalverbindung zwischen Vieltelefonieren und Gehirntumoren bekräftigt, allerdings handelte sich sich bei Romeo um einen „super-heavy user". Die Hardell-Studie wurde bei der Verhandlung herangezogen.

Man muss nicht meinen, dass nach fünf Jahren nun grundlegend neue Erkenntnisse vorlägen. Wissenschaftliche Studien sind aufwendig, haben eine lange Vorlaufszeit, und ihre Ergebnisse werden auch zehn Jahre danach noch ausgewertet. Und in diesen Jahren verbesserte sich auch die Technik. Frühere Handys emittierten weitaus mehr Strahlung. Dafür nutzen nun mehr User ihre Geräte intensiver. Dennoch ist kein dramatischer Anstieg von Gehirntumoren zu verzeichnen.

2014 ließ eine Studie aus Bordeaux aufhorchen. 253 Patienten mit einem Gliom wurden befragt, mit 892 Kontrollfällen verglichen, und man konnte schließen, dass, wer sein Handy pro Monat fünfzehn Stunden nutzt und dies über fünf Jahre hinweg, sein Risiko für einen Gehirntumor um das Zwei- bis Dreifache erhöht.[75]

Zur Klärung der Frage „Gefahren durch Mobilfunk" hätten alle „zum Teil mit sehr großem Aufwand durchgeführten wissenschaftlichen Untersuchungen" zwar einzelne Hinweise, „aber keine Beweise für solche Wirkungen erbracht", hieß es im Bericht der BfS-Radarkommission 2003 kühl. Das müssen wir so stehenlassen.

Gut abgeschirmt

Mobilfunk ist die unsichtbare, virtuelle Dimension des funkbasierten verbalen und schriftlichen Verkehrs, dessen Folgen noch nicht eindeutig durch Grabsteine „manifest" wurden. Von den Gefahren wollten die Leute allerdings nichts wissen, sagte in dem eingangs erwähnten Film George Carlos: „Sie schirmen sich dagegen ab." Kein eingefleischter Raucher ließ sich durch Lungenkrebs-Statistiken abschrecken, kein Autofahrer durch die Zahl der Verkehrstoten. Süchtige lassen sich von Studien nicht beeindrucken, die außerdem so einschüchternd nicht wirken. „Es ist zu spät", sagte ein südkoreanischer Forscher in dem Film „Digitale Nebenwirkungen". Der „Point of no Return" sei überschritten – wie beim Klima. Alle telefonieren. Wer indessen moderat telefoniert, trägt keinen Schaden davon.

„Genotoxische Potenz" haben jedenfalls ionisierende und ultraviolette Strahlung, nicht aber hoch- und niederfrequente Radiowellen. Es gibt deterministische (zielgerichtete) und stochastische (zufällige) Strahlenwirkungen. Und überhaupt gilt für Krebs: „Der Einfluss von Strahlung auf Promotion und Progression ist unklar."[76]

Das Bundesamt für Strahlenschutz rät jedenfalls vorsichtshalber, Handy-Telefonate nicht auszudehnen, lieber das Festnetz zu

---

75 Hucklenbroich, 15.5.2014, FAZ
76 BfS, Abschlussbericht der Radarkommission, S. 68/69

benutzen und nicht bei schlechtem Empfang zu telefonieren, da das Handy dann seine Leistung hochregelt. Nicht im Auto telefonieren! Das Handy strahlt dann stärker, um Empfang zu bekommen. Und: „Schreiben Sie Textnachrichten. Dabei halten Sie das Handy nicht am Kopf." Bluetooth-Kopfhörer weisen eine Frequenz etwa von WLAN auf, aber eine Intensität eines Zehntels oder eines Hundertstels davon, was biologisches Gewebe nicht beschädigen könne, meinte ein Strahlenexperte der Universität Wisconsin.

Herzschrittmacher können im Abstand bis zu zwanzig Zentimetern durch Mobilfunkgeräte gestört werden; man solle sie möglichst nicht im Stand-by-Betrieb in der Brusttasche tragen. Auch Hörgeräte und medizinische Apparaturen im Krankenhaus reagieren empfindlich auf die hochfrequente Strahlung.

Strahlenlast vom Mobilfunkmast

Doch der Umgang mit Handy und Smartphone ist nur ein Aspekt. „Es sind doch die Mobilfunkmasten!", begehrte nach der Vorführung des Films in Bad Krozingen bei Freiburg eine alte Frau auf, die vorher geäußert hatte, sie sei elektrosensibel, leide andauernd unter Schweißausbruch und Herzrasen, und eigentlich, meinte sie, müsste man „abhauen aus dieser Welt", in der es kaum noch ein Funkloch gebe. Ihre Nachbarin meinte, es sei „ein Wunder", dass sie noch lebten.

„Mobilfunkendgeräte" – also Handys und Smartphones, aber auch Tablets – schicken ja bei einem Anruf eine hochfrequente elektromagnetische Welle aus, eine Mikrowelle, die vom Funkmast an den Zentralcomputer geschickt wird. Zwar verringert sich die Leistungsdichte (das Produkt aus elektrischer und magnetischer Feldstärke) mit dem doppelten Abstand schon auf ein Viertel, doch können Objekte in der Ausbreitungsrichtung die Wellen reflektieren, beugen oder ablenken.

Die Mobilfunkbasisstationen sind im Vergleich zu den Feldern am Kopf jedoch viel weniger intensiv: Etwa fünf Mal weniger. Die Internationale Krebsforschungs-Agentur (IARC) konnte aus diversen Studien keinen Zusammenhang zwischen Gehirntumoren und der Radiowellenstrahlung von Übertragungsantennen entnehmen. Trotzdem hat ein indisches Gericht verboten, Mobilfunkantennen auf Schulen und auf öffentlichen Plätzen aufzustellen.

Leukämie bei Kindern

Es ist vorgekommen, dass Kinder an Leukämie erkrankten, kaum dass Basisstationen aufgestellt waren. Alarmierte Mütter gründeten Bürgerinitiativen, und die Angst ging um. In der Nähe der Nuklearanlagen Sellafield und Krümmel soll eine Häufung von Leukämie-Fällen bei Kindern vorgekommen sein. Eine britische Kommission kam zu dem Schluss, dass Leukämie und Kinderkrebsfälle geballt (in „Clustern") auftreten können. Die KiKK-Studie (Epidemiologische Studie zu Kinderkrebs in der Umgebung von Kernkraftwerken) kam 2007 zu dem aufsehenerregenden Ergebnis, dass es einen Zusammenhang zwischen dem Abstand der Anlage und der Wahrscheinlichkeit für ein Kind gab, an Krebs zu erkranken.

Die deutsche Strahlenschutzkommission meinte, die Exposition durch ionisierende Strahlung könne das Ergebnis nicht erklären; die Strahlung sei „um deutlich mehr als einen Faktor 1000 geringer als Strahlenexpositionen, die die in der KiKK-Studie bewirkten Risiken bewirken könnten".[77] Ein missglückter Satz, der nicht hilft, die Beunruhigung zu beseitigen.

Im November 2016 trafen sich in München Expertinnen und Experten zum Thema „Ursachen für Leukämie bei Kindern". In

---

77 Jürgen Kiefer, Strahlen und Gesundheit, S. 160/161

Deutschland werden jährlich 2000 Fälle diagnostiziert (weltweit sind es 215.000). Jeder dritte Krebs bei Kindern in entwickelten Ländern ist Leukämie, es ist die häufigste Krebsart, aber zum Glück gut heilbar. Die Herkunft ist ungeklärt, und die Wissenschaftler sehen sich sogar mit „unerklärbaren Resultaten" von epidemiologischen Studien konfrontiert.

Extrem schwache elektromagnetische Felder (ELF) sind nichtionisierend und lösen nicht Krebs aus. Die begleitenden Magnetfelder jedoch dringen in den Körper ein und rufen neuronale Effekte hervor. Zwei Studien aus dem Jahr 2000, die Daten aus früheren Arbeiten zusammenfassten, kamen auf ein (bis zu zwei Mal) erhöhtes Risiko bei magnetischen Flussdichten von 0,3 bis 0,4 Mikrotesla, so dass „eine Assoziation zwischen den Magnetfeldern und der Häufigkeit der Leukämien bei Kindern nicht abgeleugnet werden kann".[78] Deshalb nannte die IARC in Lyon 2001 in einem 400-seitigen Bericht niederfrequente Magnetfelder als „möglicherweise krebserzeugend". Dabei müsse man es belassen, meinte bei der Tagung Maria Feychting vom schwedischen Karolinska-Institut, da sich die Datenlage nicht geändert habe und die Interpretation schwierig sei.

Eine Zusammenballung von Leukämie-Fällen bei Kindern in der Schweiz ließ sich nicht belegen, allerdings ein zweifach erhöhtes Risiko für eine Erkrankung, wenn die Kinder bis zu hundert Meter von einer Schweizer Autobahn lebten, woran vermutlich Benzol schuld ist. In Kalifornien ergab die California Power Line Study (CAPS) für Kinder, die näher als fünfzig Meter an einer Hochspannungsleitung lebten, ein gering auf 1,3 oder 1,4 erhöhtes Risiko für Leukämie.[79] Gamma-Strahlung und kosmische Hintergrundstrahlung wirken mit, Computer-Tomografien ließen sich jedoch nicht deutlich als Ursache belegen. Die Translokation eines bestimmten Gens jedoch (ETV6-RUNX1) liegt bei vielen

---

78 Kiefer, S. 117
79 Ben Spycher, Bern, S. 15; Ximena Vergara, S. 17

Kindern vor, die später an Leukämie erkrankten. Bei einem Projekt wurden Mäuse mit dieser Translokation mit gepulsten Magnetfeldern der Stärke 50 Hz bestrahlt, und das für Strahlung empfindliche (rote) Knochenmark zeigte Spuren, die aber nicht hinreichten, die Mäuse an Leukämie erkranken zu lassen. Wenn man genauer hinschaut, verschwimmt, was vorher klar schien.

Die Einstrahlung

Was richten die Strahlen in und am Körper an? Hochfrequente elektrische Felder prallen an der Haut ab, ultraviolettes und infrarotes Licht auch, jedoch erwärmen sie sie. Diese Erhitzung der Haut heißt „thermische Wirkung".

Statische und niederfrequente Magnetfelder gehen ganz durch den Körper hindurch und erzeugen in ihm elektrische Ströme, wie wir im Kapitel „Elektrostatik" erfahren haben. Je geringer die Frequenz ist, desto tiefer dringen die Strahlen ein, doch schwächen sie sich dabei auch ab.

Strahlung, das sind elektromagnetische Wellen oder Alpha- und Beta-Teilchen sowie Neutronen. Alpha-Teilchen bestehen aus zwei Protonen und zwei Neutronen, haben demnach eine hohe Ladung, weshalb sie mit Atomen bereitwillig wechselwirken, was allerdings ihre Durchschlagskraft schwächt. Schon an einem Blatt Papier prallen sie ab. Die Beta-Teilchen mit ihren Elektronen gehen durch ein bis zwei Zentimeter lebendes Gewebe hindurch; Gamma- und Röntgenstrahlen werden nur von einer dicken Stahlplatte gestoppt. Neutronen als Teil der kosmischen Strahlung sind elektrisch neutral, lassen sich also nicht aus der Bahn werfen und gehen sehr in die Tiefe.

Was ein Kilogramm Gewebe an Strahlung aufnimmt, wird in Grays gemessen (Gy), nach dem englischen Biologen und Arzt Harold Gray. Doch Strahlung ist nicht gleich Strahlung; eine gewisse Menge Alpha-Teilchen kann schädlicher wirken als dieselbe von Beta-Teilchen. Das Maß dafür, die „Äquivalenzdosis", ist das Sievert (Sv) nach dem schwedischen Wissenschaftler Rolf Sievert, und es gibt sogar verschiedene Werte für verschiedene Körperteile, die „effektive Dosis".

Ionisierende X-Strahlen

Röntgen nannte seine Entdeckung selbst „X-Strahlen", was heute für den englischsprachigen Raum immer noch gilt: die „x-rays". Sein Schweizer Professorenkollege Kölliker sprach als Erster von Röntgenstrahlung, anscheinend aus Ehrfurcht, nachdem er seine Hand durchleuchtet gesehen hatte. Der Erfinder selber war der erste Nobelpreisträger für Physik und ein schweigsamer, bescheidener Mann. Er spendete sein Preisgeld, ließ sich seinen Röntgenapparat nicht patentieren und lehnte einen Adelstitel ab.

Wilhelm Conrad Röntgen wurde siebenundsiebzig Jahre alt, und die Polin Maria Skłodowska, besser bekannt als Marie Curie (durch ihre Heirat mit Pierre Curie) siebenundsechzig. Die Entdeckerin der Elemente Polonium und Radium und zweimalige Nobelpreisträgerin hatte jedoch bereits mit dreißig Jahren entzündete Fingerspitzen, was schon auf die Strahlenkrankheit hindeutete. Marie Curie, die den Begriff „radioaktiv" fand, starb 1934 an einer Anämie, wurde ein Opfer des Radiums.

Bei der ionisierenden Strahlung schlagen Elektronen aus dem Atom einen Partner heraus, der dann frei wird und noch ein Dutzend weiterer Ionisationen bewirkt. Wasser ist ein Hauptbestandteil der Zelle, und wird ein Wassermolekül getroffen, entstehen die freien Radikale, die sogenannten reaktiven Sauerstoffspezies, denen eine Rolle beim Alterungsprozess zugeschrieben wird.

„Von der ionisierenden Strahlung ist anerkannt, dass sie auch in niedrigen Dosen Krebserkrankungen induzieren kann", schreibt das Bundesamt für Strahlenschutz in seinem Bericht der Radarkommission (VI). „Zu beachten ist, dass die Menschheit auch ionisierender Strahlung natürlichen Ursprungs ausgesetzt ist. Krebs ist zudem keine seltene Erkrankung, für sie ist eine Vielzahl anderer Verursachungsfaktoren bekannt." Es lägen obendrein „eindeutige Hinweise auf eine Indizierbarkeit der Brustkrebserkrankung durch externe Niedrig-LET Bestrahlung vor" – also geringer ionisierender Strahlungsdichte –, schreibt das Amt. Hatte es nicht immer geheißen, Strahlen könnten zwar Krebs verstärken, ihn aber nie auslösen? Ionisierende Strahlung kann zudem Nicht-Melanom-Hautkrebs „induzieren".[80]

Die Ionisation zerstört Bindungen in wichtigen Molekülen der Zelle. Das wichtigste ist natürlich die Desoxyribonukleinsäure (DNS), die das genetische Material bereithält. Wird es beschädigt, kann sich die Zelle nicht mehr teilen. Doch die Reparaturprozesse, von denen wir nichts ahnen, kommen in Gang und sind meisterhaft. Bei niedrigen Strahlungsdosen werden die geschädigten Zellen mit einem „subtil orchestrierten Selbstmordprogramm", wie Strahlenbiologe Jürgen Kiefer schreibt, zerlegt und wiederverwendet; bei höheren Dosen behält das System die angeschlagenen Zellen, denn wenn zu viele fehlen, bricht das Organ vielleicht zusammen. Der Körper nimmt damit das Risiko von Spätschäden in Kauf, um zu überleben. So „smart" (intelligent) ist er.[81]

Durch ionisierende Strahlung kann der DNS-Doppelstrang durchtrennt werden: die gefürchteten „Doppelstrangbrüche". Auch sie, die durch starke, „dicht ionisierende Strahlung" entstehen, sind anscheinend reparierbar. Manchmal, nicht immer, haben sie Veränderungen an den Chromosomen zur Folge, und so kommt es etwa zum Down-Syndrom. In dem Ort Vernon in New Jersey, der viele Mikrowellen-Transmitter aufwies, gab es in den 1970er-Jahren einen starken Anstieg von Down-Fällen.[82]

---

80 Radarkommission, S. 78
81 Kiefer, S. 180/181
82 Becker, S. 198/199

Strahlung kann zur „Translokation" führen: Zwei abgetrennte Endstücke werden ausgetauscht. Die Einwirkung mag gering sein, aber es entstehen neue Proteine, die das Gesamtbild verändern. Tumorzellen weisen solche Translokationen auf, und laut Kiefer war das erste Beispiel für Strahlenschäden das Entstehen von Leukämien durch die Translokation zwischen den Chromosomen 9 und 22.

Die schlimmste Folge ist der Zelltod, der sich im akuten Strahlensyndrom äußert. Mutationen in der Zelle führen zu Erbschäden, die Entartung der Zellen hat Krebs zur Folge. Akute Strahlenschäden entstehen, wenn eine Schwellendosis überschritten wird. Sie sind vorhersagbar. Spätschäden können auch bei geringer Strahlung auftreten, sind jedoch dem 'Zufall' unterworfen.

Da die Haut, der Magen-Darm-Trakt und das blutbildende System „leben" und sich andauernd erneuern, werden sie als Erstes betroffen. Röntgen- und Gammastrahlen röten die Haut, was als *Erythem* bezeichnet wird. Doch auch das tiefer liegende Gewebe kann gelitten haben, so dass Geschwüre auftreten. Die Haare fallen aus. Dramatisch wird Strahlung im Blut. Im Knochenmark finden sich die blutbildenden Stammzellen. Wenn sie beeinträchtigt werden, entstehen keine neuen Leukozyten, die für das Immunsystem lebenswichtig sind. Dann hat jeder Keim freie Bahn. Leukämien!

Veränderungen im Blutbild zeigen sich bei Dosen von 1 bis 6 Gray, von 5 bis 20 Gray ist die Magen-Schleimhaut betroffen, und bei mehr als 20 Gray bricht das zentrale Nervensystem zusammen: „Exitus innerhalb von zwei Tagen", schreibt der Strahlenbiologe. Schon bei einer Dosis von 10 Gray ist der Tod unausweichlich. „Es muss festgestellt werden", vermerkt Kiefer, „dass bis heute in keinem Fall eindeutig eine strahlenbedingte Steigerung von Erbschäden gefunden wurde."[83]

---

83   Kiefer, S. 62-67

Hiroshima

Beim Atombombenabwurf auf Hiroshima, am 6. August 1945, kamen in dem entstehenden Feuermeer etwa 80.000 Menschen um. An akuten Strahlenfolgen starben zwischen 150.000 und 250.000 Menschen. Die japanische Regierung ließ 280.000 Bürger erfassen, die der Strahlung ausgesetzt gewesen waren. 87.000 von ihnen, also rund 30%, wurden in eine „Lebenszeitstudie" aufgenommen. Bis zum Jahr 2003 waren rund 51.000 gestorben: 11.000 an Tumoren, aber nur 543 Todesfälle waren eindeutig der Atombombe zuzuordnen. Mithin ergebe sich, dass „im letzten Jahrhundert an strahleninduzierten Tumoren größenordnungsmäßig nicht mehr als 3000 Menschen verstorben sind", schätzt Kiefer.

Nach den Bomben auf Hiroshima und Nagasaki kamen in beiden Städten viele Kinder mit starken Behinderungen zur Welt. In der zweiten bis achten Woche nach Empfängnis ist der Embryo hochsensibel. Auch in den acht darauffolgenden Wochen kann eine Bestrahlung Schäden am Gehirn auslösen, die sich nach der Geburt zeigen. Auch Röntgenuntersuchungen in frühen Stadien der Schwangerschaft – wenn sie noch gar nicht bekannt ist – erhöhen das Risiko, dass das Kind im frühen Alter an Krebs erkrankt.

Trotz der überall geschilderten Folgen gab es bei der Sowjetischen Aktiengesellschaft Wismut von der Gründung 1947 bis in die Mitte der 1950er Jahre praktisch keinen Strahlenschutz. Gefördert wurde Uranerz für die UdSSR. Bis 1991 wurde die jeweilige Strahlendosis des Arbeiters nicht erfasst. Bei einer Untersuchung von 58.000 Uran-Bergarbeitern der Wismut ergab sich, dass sie laut einem Artikel im British Journal of Cancer 2006 ein 58,8% höheres Risiko als die Normalbevölkerung hatten, an Lungenkrebs zu erkranken.

Das Röntgen fügt dem Körper Strahlung zu. Das wissen heutzutage alle. Die Hälfte aller Untersuchungen betraf bei einer Untersuchung des Bundesamtes für Strahlenschutz 2008 die 60- bis 80-Jährigen. Die mittlere Dosis pro Bürger beträgt 0,1 Millisievert pro Jahr. Computertomographien, die noch eine geringe Zahl ausmachen, wirken sich jedoch stärker aus. Die 8% Anteil an den Durchleuchtungen im Jahr 2008 sorgen für 60% der Gesamtstrahlung.

Unsere Ausstrahlung

Die Elektrizität ist dem Menschen angemessen, denn er ist ein elektrochemisches und elektromagnetisch funktionierendes Wesen. Nur Spannung gibt Leben, und wenn sie ausbleibt und keine elektrischen Impulse im Gehirn mehr messbar sind, muss der Tod festgestellt werden. In unserem eineinhalb Kilo schweren Gehirn sind hundert Milliarden Nervenzellen aktiv – so viele, wie es Sterne in unserer Galaxie gibt. Sie kommunizieren sekündlich hektisch miteinander, mehr als chattende Mitmenschen mit ihren weltweit lächerlichen fünf Milliarden Handys. „36,8 Millionen Ergebnisse in 0,47 Sekunden" – so unterrichten uns bei einer Suchanfrage manchmal Bing oder Google – sind gut, aber für das Gehirn nicht gut genug.

Die Nervenzellen oder Neuronen bestehen aus dem Kern und Fasern, von denen die Dendriten Impulse nach innen in die Zelle holen, die Axone sie hinausbefördern. Die Impulse müssen über einen Spalt, die Synapse, und ein chemischer Botenstoff lockt sie hinüber, wobei elektrische Felder entstehen, die man im Gehirn ebenso messen kann wie die der Muskelzellen bei ihrer Arbeit.

Benetzter Beginn

Dass in dieser feuchten Umwelt, die auch unser Gehirn ist, elektrische Impulse wirken können, scheint absurd, ist aber so. Alles Leben hat im Wasser begonnen.

Über der Urflut ließ Gott, dessen Geist über den Wassern schwebte, in der biblischen Schöpfungsgeschichte den Himmel als „festes Gewölbe inmitten der Wasser" und die Erde als das sichtbar werdende „Trockene" entstehen. Der Himmel (*schamajim*) ist im Hebräischen aus Feuer (*esch*) und Wasser (*majim*) zusammengesetzt, und Himmel und Wasser sowie das Leben sind dort Pluralformen: die Himmel, die Wasser, „die Leben".

Die Schöpfungsgeschichte der Germanen kommt ohne einen Schöpfer aus. Sie kennt nur die gähnende Leere Ginnungagap zwischen dem nebligen Land Niflheim aus Wasser und Eis im Norden und dem heißen, brodelnden Land Muspelheim im Süden. Feuerfunken von dort brachten Reif und Eis zum Schmelzen, und aus der Flüssigkeit entstand der Riese Ymir, aus dessen Körper, nachdem sie ihn zur Strecke gebracht hatten, Odin und seine Brüder die Erde formten.

Unsere weit entfernten Vorläufer waren eigentlich Vorschwimmer. Vor einer geschätzten halben Milliarden Jahre verließen sie das nasse Element. Hoimar von Ditfurth, der in den 1970er Jahren die erfolgreiche Wissenschaftssendung „Querschnitt" im Fernsehen moderierte, meinte, es sei „vielleicht der rätselhafteste – und ganz sicher der folgenreichste – Schritt gewesen, den die Evolution je getan hat", nämlich das „bergende, alles Leben tragende Wasser gegen eine Umwelt einzutauschen", die voller Gefahren und ein potenziell tödliches biologisches Milieu war.[84]

---

84   Hoimar von Ditfurth, Unbegreifliche Realität, S. 137/140/141

Die damaligen Wesen fanden eine Lösung: Sie nahmen das Wasser einfach mit, indem sie es in ihre Haut einschlossen. Sie lernten zudem, ihre Körpertemperatur inmitten jeder Witterung konstant zu halten. Ditfurth meinte, dies markiere „eine Tendenz der Evolution zur zunehmenden Distanzierung von den Bedingungen der Umwelt". Die Weltraumfahrt – 1964, als er über den Weg aus dem Wasser schrieb, war der Wettlauf ins All zwischen Russen und Amerikanern in vollem Gange – sei ein Schritt, der „eine weitere Distanzierung bedeutet, diesmal eine Distanzierung von der Erde". Heute sind wir vom Strom über das Netz zur „Cloud" gekommen, zur Wolke. Wir sind entrückt. Der ständige Blick auf das Smartphone ist eine Abwendung von der Gegenwart, eine neuerliche Distanzierung.

Das Wasser gab uns die Metapher vom „ätherischen Ozean" ein und das Bild der „Wellen", und die Inseln im Meer wären wohl die heutigen Funklöcher, die uns „kein Netz/nur Notruf" signalisieren. So erhält das Wort von der „Insel der Seligen" eine neue Bedeutung.

Um uns von der Welt distanzieren zu können, mussten wir sie erst einmal erschaffen, auf unsere Weise. Es war unsere Ausstrahlung, die zu einer „Auseinandersetzung" zwischen Ich und Welt führte. Wir benannten die Dinge und sahen sie plötzlich. Der Darstellungsraum, der so entstand, war nicht wir, doch wir verleibten ihn uns ein und schufen obendrein durch die Mythen „Ausdrucksräume". Was der Mensch sah und erzählte, war er selbst, aber irgendwie steckte es in der Natur und in den Dingen: Wie Plus und Minus, Yin und Yang, Gut und Böse, Elektrizität und Magnetismus.

Geistige Energien verdichteten sich auf ähnliche Weise, wie Materie sich herauskristallisierte. In der Welt der symbolischen menschlichen Formen (Sprache, Mythos, Kunst) gibt es laut Ernst Cassirer Mittelpunkte, aus denen gestaltende Kräfte ausstrahlen. Rot und Blau und Tisch und Tragödie verweisen je auf ein Zentrum, und ohne das Ordnungssystem der Sprache würden wir im Nebel wandern, den wir von uns nicht unterscheiden könnten – wir müssten uns körperlos und irreal fühlen.[85]

Es dauerte lange, bis wir durch die Wissenschaft recht abstrakte „Bedeutungsräume" entwickelten. „Die Grenzen der Sprache sind die Grenzen meiner Welt", hat Wittgenstein einmal gesagt. Durch Sprache, Mythos und Kunst formt der Mensch seine Seele, und die Selbstdarstellung wird zur Darstellung der äußeren Welt. Wir dürfen nicht vergessen, wie wir unsere Umwelt mit geistigen Strahlen imprägniert und hervorgehoben haben, damit wir in ihr leben können.

Signaturen der Lebenskraft

Der Mensch strahlt ultraviolett, sendet Wärmestrahlung aus und sogar Radiowellen. Die Strahlenbeiträge bilden unsere niederfrequente elektromagnetische Aura, unsere konkrete Ausstrahlung. Jedes menschliche Einzelwesen besteht aus einer unverwechselbaren Strahlen-Signatur, aus einer wundersamen Konfiguration von Frequenzen, die nach außen dringen und drängen, die nach Ausdruck verlangen.

„Wenn wir denken, dann produziert unser Gehirn rhythmische elektrische Ströme", schrieb Itzhak Bentov und fuhr anschaulich fort: „Sie breiten sich, zusammen mit ihrer magnetischen Komponente, mit Lichtgeschwindigkeit in den Raum aus, und dasselbe tun die Elektrowellen oder Klänge, die unser Herz hervorbringt. Sie alle mischen sich und bilden dabei gewaltige Überlagerungsmuster, die sich auf unserem Planeten ausbreiten und noch darüber hinaus."[86]

---

85 Robert S. Hartman, Cassirers Philosophie der symbolischen Formen, in: Schilpp, S. 218
86 Bentov, S. 40

Jeder Mensch strahlt also Energie ab und tankt sie neu – durch die Nahrung an erster Stelle, durch Erholung, aber auch durch seinen Mitmenschen. James Redfield hat in der vierten seiner „Prophezeiungen von Celestine" (1993) gezeigt, wie Menschen um Energie konkurrieren.[87] Sie haben sich von der kosmischen Energiequelle abgenabelt und rauben die Energie von ihrem Nächsten, und es gibt virtuose Energievampire, die einen durch Befehle oder Grobheiten ausgebrannt zurücklassen. Wir dürfen nicht vergessen, dass der menschliche „Energiehunger" auch im Individuellen wirkt; auch in der Gesellschaft tobt ein Kampf, jedoch um psychische Energie, geführt mit Aggressivität und dem Alibi der Hierarchie.

1929 veröffentlichte Hans Berger (1873-1941) die erste Arbeit über die Elektroenzephalographie, das EEG. Die elektrischen Signale aus dem Gehirn waren also messbar. Die Amplitude, die das Feld des Herzens ausstrahlt, ist jedoch sechzig Mal stärker und sein Magnetfeld angeblich fünftausend Mal stärker als jenes des Gehirns. Das Herz gerät jedoch leicht aus dem Takt. Wenn man einen elektrischen Schlag erhalten hat, der nicht gravierend zu sein braucht, sollte man sich vierundzwanzig Stunden in einer Klinik zur Beobachtung aufhalten. Eine auch einmalige Störung des Herzrhythmus' könnte auch Stunden später eine Komplikation herbeiführen.

Alle biochemischen Reaktionen in den Zellen haben eine elektromagnetische Basis, reagieren auf Radiofrequenzen, Mikrowellen, Infrarotmodulationen und ultraviolette Frequenzen. Die DNS ist „die zentrale Funkstelle, die in ständiger Rückkopplung das gesamte Zellgeschehen steuert" und Biophotonen aussendet, schreibt Fritz-Albert Popp. Die Zellstrahlung ist aber so schwach, als würde man eine Kerze aus zwanzig Kilometern Entfernung

---

87 Skjönsberg, What to believe, S. 456

betrachten. Aus Nahrung und Umwelt extrahiert unser Organismus Licht (10^{25} Quanten täglich), speichert es in den Zellen und gibt es wieder ab.[88]

Bewegung ist dem Körper natürlicher als Nicht-Bewegung, und alles, was fließt – Strom oder die Lebenskraft – tut ihm gut. Es muss aber auf natürliche Weise fließen dürfen. Ein ungestörter Rhythmus bedeute Gesundheit, sagte einmal Henry Sigrist, und der Romantiker Novalis behauptete: „Krankheit ist ein musikalisches Problem." Die Harmonie der Sphären regiert auch unser Dasein, und wenn fremde Felder einwirken, spüren wir es.

Der gesunde Körper ist also, um es mit Valerie V. Hunt zu sagen, „ein fließendes, interaktives elektrodynamisches Energiefeld". Leben sei eine Interaktion mit anderen Kraftfeldern aus einer Region „jenseits von Raum, Zeit und Masse, in der nur Schwingungen existieren".[89] Von einem „immateriellen Faktor", der „wie von außerhalb in den Raum" hineinwirke, sprach auch in den 1920er-Jahren der Biologe Hans Driesch, den man wie den französischen Philosophen Henri Bergson mit dessen „élan vital" zu den „Vitalisten" zählte, die wissen wollten, was Leben ist. Irgendwann aber hatten die Vitalisten nichts mehr zu sagen, und die Wissenschaft fand sich damit ab, dass es eben Leben gibt.

Viele Völker mit Tradition kannten eine Lebenskraft. Sie wurde oft als geheimnisvoller Stoff gesehen, der alle Dinge durchdringt, aber weder Seele noch Geist war. Das *Mana* der Polynesier, *Wakananda* bei den Sioux-Indianern und *Manitu* bei den Algonkin-Stämmen waren solche Stoffe. Das *ch'i* ist ein Konzept des Fernen Ostens. Der chinesische Taoismus kennt die „Drei Schätze" Vitalität, Energie und Belebender Geist. Sie unterstützen einander, hüllen einander ein und übernehmen wechselseitig die Führung.

Der „animalische Magnetismus" des Franz Anton Mesmer stand in dieser Tradition, war ein Lichtstoff, ein unsichtbar flie-

---

88   Popp, S. 81/117
89   Valerie V. Hunt, Infinite Mind, S. 48/56

ßendes Fluidum. Karl Friedrich Freiherr von Reichenbach (1788-1869) nannte die Lebenskraft „Od". Er erkannte, dass sensitive Menschen die Od-Strahlen wahrnehmen können, dass Affekte die Ausstrahlung steigern und der nackte Mensch ein „Selbstleuchter" sei.[90] Der Psychologe Wilhelm Reich will eine starke Energie beobachtet haben, die den Orgasmus begleitet und die er „Orgon-Energie" nannte. Diese Bio-Energie sei durch den Geigerzähler messbar und in Orgon-Boxen speicherbar. Die Energie habe jedoch einen Feind: die radioaktive Strahlung.[91]

Es gab es immer wieder Menschen, die wie manche Schamanen in der Lage waren, in den Körper der Kranken hineinzusehen, als ob er aus Glas wäre. Medien können mit einem Röntgenblick das Energiefeld abscannen und verborgene Krankheiten aufspüren. Sie sehen, was wir für unsichtbar halten. Sie spähen in unsere feinstofflichen Körper.[92]

Itzhak Bentov schrieb einmal: „Die Psyche ist vom Körper unabhängig, aber sie benutzt ihn als eine Art Garage, in der sie sich die meiste Zeit aufhält." Die anderen Körper parken unsichtbar und parken weiter draußen, und man braucht sie für die Weiterreise, wenn das bisherige Fahrzeug auf den Schrottplatz muss.

Was sind diese anderen Körper, an die die Wissenschaft nicht glaubt? Das Bewusstsein verfügt nach glaubhaften Berichten jenseits des physischen Körpers über den *Energiekörper*, der etwas größer als jener ist. Er ist eine Schnittstelle zwischen dem Körper und dem Astralkörper und für diesen nach dem Tod eine Art Transportrakete, die, wie die Apollo-Raketenstufen, bald abgeworfen wird: Ein zweiter Tod, ebenso nötig wie der erste. Danach ist der *Astralkörper* unser Reise-Vehikel. Atmung ist für ihn nicht nötig, die Schwerkraft kennt er nicht, und er ist augenblicklich dort, wo ihn das Bewusstsein haben will. Der *Mentalkörper* da-

---

90   Emil Schneider, Der animale Magnetismus, S. 440
91   Rycroft, Wilhelm Reich, S. 84/85
92   Michael Talbot, Das holographische Universum, S. 199-201

gegen ist jenseits von unseren Begriffen, ist formlos und feinstofflich, der noch feinere *Kausalkörper* gilt als Sitz des Bewusstseins und besitzt Wissen über alle früheren Leben.[93]

Das Feld des Lebens

In den 1930er-Jahren begann Harold Saxton Burr, Anatomieprofessor in Yale, mit seinen Messungen, die ihn winzige elektrische Spuren an jedem Lebewesen entdecken ließen und ihn zu der Erkenntnis führten, dass es ein elektromagnetisches Feld des Lebens gebe – das L- oder Lebens-Feld. Das elektrodynamische Feld des Körpers sei eine Matrize oder Schablone, die ihre Form oder Anordnung mit jedem Material, das in sie eingespeist werde, aufrechterhalte.

Burr und sein Mitstreiter F. S. C. Northrop nahmen jahrelang Messungen an Ulmen, Ahorn und Eichen vor und wunderten sich: Die Bäume reagierten sensibel auf heraufziehende Hurrikane. Die Feldstärken schwankten plötzlich dramatisch. Sie waren stark bei hoher Sonnenfleckenintensität, veränderten sich bei Neumond und Vollmond, und sogar Winter und Frühjahr bildeten sich auf dem „Energiebild" der Bäume ab. Wenn die Sträucher Ende März Blüten treiben, sehen sie aus, als stünden sie unter Strom. Die frischen Säfte sind hoch durch das Erdreich in die Zweige geschossen.

Zimmerpflanzen, angeschlossen an eine Art Lügendetektor, „erschraken" bei sadistischen Gedanken des Forschers Clive Baxter, und auch, wenn er Pflanzen nebenan verletzen wollte. Diese eigentlich sensationellen Forschungsergebnisse werden oft vergessen.

Burr und Northrop bekräftigten, dass der „elektrodynamische Mensch" auch auf elektrozyklische Veränderungen seiner Um-

---

93 Sandie Gustus, Less Incomplete, S. 23-31

gebung reagieren müsse. Wie verändert sich die Elektrodynamik durch „unnatürliche", menschengemachte Strahlung? Wie diese Einflüsse herausrechnen? Es wäre eine Sysiphus-Arbeit.

Die elektrischen Effekte des angeblichen L-Felds von Burr/ Northrop machte dann der Russe Valentin Kirlian mit seinen Fotografien sichtbar. Er zeigte mit seiner Apparatur, dass bei hohen Spannungen sich selbstständig Gas entlädt: Die Korona-Entladung an den Konturen und Spitzen der fotografierten Objekte, die jedoch zu Subjekten gehören, die leben. Und was lebt, das strahlt auch.

Was man sieht, sind „selbstleuchtende elektrische Entladungskanäle"[94], die indessen so unvorhersagbar sind wie die Kanäle eines Blitzes. Der Leuchtkranz ist sozusagen der Bioplasmakörper, der Astralkörper, die Korona oder die Aura. Übersinnliche Begabte können dieses Energiefeld sehen und aus dessen Informationsmenge Muster herauslesen.

Schon 1849 hatte Emil du Bois-Reymond (1818-1896) erkannt, dass die menschliche Haut elektroaktiv ist. Ihr elektrischer Leitungswiderstand sinkt manchmal, und der Schweizer Psychiater Carl Gustav Jung setzte ein Messgerät, den EDA-Meter (EDA für Elektro-Dermale Aktivität), in der Psychotherapie und bei seinen Wortassoziations-Studien ein. Das elektrische Verhalten der Haut veränderte sich, wenn „ein Komplex konstelliert war", wenn also ein Problem den Patienten beschäftigte.

An den Fingerspitzen wirkt die Elektrizität besonders stark. Bei starker Konzentration, die sich auf ein menschliches Gegenüber richtet, kann man spüren, wie etwas fast Elektrisches die Fingerkuppen füllt und aus ihnen entweichen will. Natürlich sind die Finger als unsere Fühlhebel extrem sensibel; der Heiler arbeitet mit seinen Händen und Fingern. „Sein Glanz war wie ein Licht; Strahlen gingen von seinen Händen; darin war verborgen

---

94   Lay, Kirlian Fotografie, S. 84

seine Macht", steht in der Bibel bei Habakuk (3,4). Ernst Cassirer meinte, in der Entwicklung der Kultur werde die Hand mehr und mehr „in den Dienst des Vollzugs geistiger Akte gestellt". Die Strahlen sind gewissermaßen die Verlängerung der Hand und lassen uns die Welt ergreifen, nachdem die geistige Entwicklung des Menschen das theoretische „Begreifen der Welt" möglich gemacht hatte.

Manfred Clynes, der übrigens den Begriff „Cyborg" prägte, hat gezeigt, dass der Ausdruck unterschiedlicher Gemütsbewegungen durch einen Finger, der auf einer Ablage ruht, therapeutisch wirkt und Erregung abbauen hilft – sein „Sentic-Cycles-Programm".

Valentin Kirlian selbst meinte zu seiner Arbeit: „Wir haben einen Apparat geschaffen, mit dem wir Hieroglyphen schreiben, sie aber nicht entziffern können … Die Regungen des Innenlebens eines Menschenwesens sind in diese Hieroglyphen aus Licht eingeschrieben." Lebende Objekte leuchten intensiver als tote, und Rätsel gibt der „Phantomeffekt" auf, wobei ein Blatt, das man beschnitten hat, bei der Aufnahme zwischen den Platten intakt wirkt; jedoch tut es das nicht immer, was das Rätsel erhöht. Alle Ströme, die man messen kann und gemessen hat, sind jedoch schwach und nur Spuren einer Kraft, die sich der Beschreibung entzieht wie das Charisma und die Ausstrahlung eines Menschen, der wie ein Sieger einen Raum betritt und sofort bemerkt wird.

Lebende Lampen

Ein Rätsel ist auch der Heiligenschein, der auf Gemälden seit Jahrhunderten die Köpfe christlicher Protagonisten umgibt. Was für das frühe Mittelalter als bloße symbolische Markierung von Heiligkeit gesehen werden konnte, erhielt später durch Zeugenaussagen den Wert eines echten Phänomens. Als Katharina von Siena 1376, nach ihrer Rückkehr aus Avignon, bei Freunden eintraf, hatte sie einfach Hunger. Raymond von Capua, der sie begleitete, las für sie in einer Kapelle die Messe, gab ihr die Hostie, sprach die Absolution, und dann sah er, wie er berichtete, „dass ihr Gesicht dem eines Engels glich und deutliche Strahlen aussandte: Ihre Gestalt wirkte so verändert, dass ich mir sagte: ‚Das ist nicht Katharina!'"

In der Dunkelheit vor Salamanca, im Jahr 1597, fing Teresa von Avila plötzlich zu leuchten an, wie Doña Quiteria Davila bemerkte, und die lichtvolle Klarheit um sie blieb bestehen, bis beide ihr Ziel erreicht hatten. Woher das Licht komme, fragte die Begleiterin Teresa, die antwortete: „Frag doch Gott!" 1849 nahm Marie Roch im Beichtstuhl an Jean-Baptiste-Marie Vianney, dem Pfarrer von Ars, wahr, dass zwei feurige Strahlen vom Gesicht des Priesters ausgingen, und drei Jahre später hüllte diesen wieder ein überirdisches Licht ein, wie Schwester Clothilde beobachtete.

Der orthodoxe russische Mystiker Seraphin von Sarov strahlte so stark, dass sein Gesprächspartner Motovilow nicht hinsehen konnte: Er fühlte sich geblendet von Seraphins Gestalt, die „leuchtete wie die Sonne". Ein Arzt, Doktor Protti, erklärte sich die „Biolumineszenz" der Italienerin Anna Monaro mit Sulfurpartikeln auf der Haut, die durch die ultraviolette radioaktive Strahlung im Blut der Frau angeregt worden seien. Olivier Leroy erklärt in seinem Aufsatz „Die leuchtenden Körper", dass Heilige durchaus „lebende Lampen" sein könnten, und neben der biologischen Lumineszenz könne es wohl auch eine Strahlung in bedeutsamen Momenten des religiösen Lebens eines Menschen geben – es sei wie ein Sichtbarwerden des Feuers, das, wie die Mystiker oft bekunden, sie „von innen her verbrenne". Die heilige Therese von Avila sprach ja auch von einem "großen Feuer", das sie verzehre.[95]

---

95   Olivier Leroy, Les corps lumineux, in: Mélieux, Les corps à prodiges, S. 96-101

Der „Todesflash"

Intensiver als das Versunkensein in eine mystische Erfahrung wird gewiss die Todesnähe sein, die das Subjekt die Auslöschung befürchten lässt. Jede Stress-Situation für die Zellen führt zu vermehrter Photonen-Emission, also zu Strahlung. Eine tödliche Beschädigung des Organismus hat die maximale Strahlung zur Folge. Dieser Lichtblitz oder „Todesflash" sei tausend Mal stärker als die gewöhnliche Strahlung unseres Körpers, schrieb Janusz Slawiński, Professor für Biophysik in Krakau, im Jahr 1987. Das bestätigte auch Fritz-Albert Popp: Immer dann, wenn Zellen abgetötet würden, steige die Strahlungsintensität „teilweise drastisch (bis um den Faktor 1000) an und erlösche schließlich mit dem Tod des Zellverbands".[96]

Slawiński ist der Meinung, ein elektromagnetisches Feld könne sich als Trägerstruktur von Leben und höchster Faktor für dessen Organisation erweisen.

Das Muster des Lebens könne in einer Art Hologramm verborgen sein, bei dem alle Informationen des Ganzen in jedem im Detail abgebildet sind, wie es der Neurologe Karl Pribram für das Gehirn und der Physiker David Bohm für das ganze Universum postulierte. Das ganze System gleiche einer *dissipativen Struktur* auf der Basis von Laser-Frequenzen. Im Tod dann würde sich das Trägerfeld – die Essenz des Lebens mit allen Informationen des bewussten Ich – mit Lichtgeschwindigkeit nach draußen katapultieren.

Der weit entwickelte tibetische Yogi soll, wenn er die Symptome des Todes an sich erkennt, noch rechtzeitig in der Lage sein, das „Ausschleudern des Bewusstseins" herbeizuführen. Er feuert dann selbst den Todesflash ab, indem er sein Bewusstsein „durch die Schädeldecke hinauf in ein vorgestelltes Bild" schießt, das

---

96   Popp, S. 58

er „bei seinem Tode in den Dharmakaya-Bereich zu lenken vermag", beschreibt das „Totenbuch der Tibeter"[97], das dem Sterbenden in Aussicht stellt, nach vier Tagen der Bewusstlosigkeit sich im *Bardo-Zustand* zu befinden, in einem Zwischenreich.

Gleißendes Licht tritt auf, und inmitten kristallener Bläue erscheint die Zentralgestalt des Todes, der weiße Buddha Vairocana. Er hält ein Rad mit acht Speichen; er überwindet Raum und Zeit. Die Tiefe der Bläue sei erschreckend, und der Tote erlebt einen Panoramablick ohne Zentrum. Das elektromagnetische Feld, das er nun ist, befindet sich überall. Er weiß nicht, wer oder wo er ist, erlebt die reine Offenheit und sollte den Mut haben, sich einfach fallenzulassen. Was dann passiert, wissen wir nicht.

Slawiński hält die Tachyonen – überlichtschnelle Teilchen, die Ende 2015 entdeckt wurden – für mögliche tragende Kandidaten des Feldes. Mit ihnen treten wir in die negative Raumzeit ein. Deren Teilchen haben negative Masse und weisen eher magnetische als elektrische Eigenschaften auf. Überdies zeigen sie negative Entropie. In komplexen Systemen nimmt die positive Entropie stetig zu, nicht allerdings in der negativen Raumzeit und nicht bei lebenden Systemen. Das Leben tendiert stets zu erhöhter Ordnung und zur Beibehaltung der Ordnung; und Magnetismus, der die Tachyonen auszeichnet, besitzt auch eine ordnende Tendenz.

Wenn das Leben erlischt, wird im „Todesflash" das elektromagnetische Feld mit unseren Bewusstseinsinformationen frei. Sollten Tachyonen es steuern, würde die Zeit für das sterbende Bewusstsein rückwärts laufen, und das könnte den berühmten Lebensrückblick erklären, der meist umgekehrt verläuft, in Richtung der Geburt. Der Tao-Meister Wang, der bewusst seinen Tod und den Aufenthalt in Jenseitsregionen erlebt haben will, sprach von einem „schnellen Fließen der Zeit in umgekehrter Richtung

---

97 Totenbuch der Tibeter, S. 61 (Fußnote)

und einer entsprechenden Verwandlung des Raumes. Alles, was ich je erlebt hatte, ganz gleich, ob ich mich vorher daran erinnern konnte oder nicht, erschien nun vor meinem inneren Auge."[98]

Tachyonen steuern vielleicht auch die Blicke in die Zukunft und zeigen uns, was geschehen wird. Die selig gesprochene Anna Maria Taigi (1769-1837) sah in Rom siebenundvierzig Jahre lang vor sich eine kleine Sonne, in der wie in einem Brennglas sich Bilder abspulten und ihr vermittelten, was geschehen würde: Der neue Papst, der nahe Tod eines Menschen, ein Krieg. Wie Zeugen bestätigten, irrte sie sich nie.

Wenn das elektromagnetische Feld den Körper verlassen hat, tritt die elektrische Komponente in den Hintergrund, und die magnetische der negativen Raumzeit übernimmt. Sie regiert unsere bereits vorgestellten „Seelenkörper" in der anderen Welt und ist eine entscheidende Kraft im Hintergrund, aus dem sich seit den ersten Aufnahmen des Tonbandstimmen-Forschers Jürgenson, im Jahr 1959, bei vielen Experimentatoren Verstorbene meldeten. In einer Durchgabe heißt es: „Die Energieform, die aus dem Magnetismus zu realisieren ist, ist der Bereich, den man als Verbindungsglied zwischen den ‚realen' und ‚irrealen' physikalischen Ebenen einordnen kann."[99]

Magnetische Anziehung

„Die fünfte Dimension bildet die magnetische Raumkomponente, unsere normalen drei Richtungen sind die elektrischen Raumkomponenten", schreibt James Beichler in seinem Buch „ To Die For"[100], der als vierte Dimension die Zeit voraussetzt. Robert Crookall bezeichnet sein „Vehikel der Vitalität", das für ihn die „Seele" abtransportiert, als ein magnetisches Feld, liegend zwi-

---

98   Kaiguo, Die Meister vom Drachentor, S. 100/101
99   Senkowski, S. 237
100 Beichler, S. 259

schen dem physischen Körper und den Seelenkörpern. Es gleicht dem „Energiekörper" von Sandie Gustus, hat keine Sinnesorgane und ist „ein Überträger von Vitalität und ein Speicher von Erinnerungen". Damit wäre für den Abschied von dieser Welt und das Erreichen der nächsten die magnetische Komponente entscheidend. Crookall schreibt: „Die magnetische Aura, die deinen Körper umgibt, ist es, die es Geistern ermöglicht, Zugang zu dir zu erlangen und diese Atmosphäre für ihre eigene Manifestation zu verwenden."

Die Kraft von Heilern ist vor allem magnetisch. Sie kann auf die feinstofflichen Körper einwirken und Beschädigungen rückgängig machen, was sich wiederum auf den physischen Körper auswirkt. Nicht erst Franz Anton Mesmer, sondern schon Paracelsus dreihundert Jahre vor ihm, hielt den Magnetismus für ein „alles durchflutendes Fluidum". „Daher müsst ihr verstehen", schrieb er, „dass der Magnet der Lebensgeist im Menschen sei, welcher den infizierten Menschen sucht, da sich beide außen im Chaos vereinen." Das Kranke kann vom Gesunden angezogen und heilend umgewandelt werden.[101] Elektrizität ist erregend und schöpferisch, der Magnetismus, der sie begleitet, sanft und eindringend.

Wie die magnetischen Felder können Geister durch Wände gehen; und magnetische Felder produzieren wiederum elektrische Effekte. Darum flackern manchmal die Lichter, wenn man von Verstorbenen spricht. Es gibt viele Episoden von elektrischen Interferenzen. Khimm Graham hatte sich ihrem Mann Ray entfremdet, der dann Weihnachten 1992 starb. Ein paar Jahre danach ging das Fernsehgerät, nachdem sie es abgeschaltet und den Raum verlassen hatte, wieder an. Monatelang ging das so, bis sie ihn eines Abends fragte, wie oft er heute wieder …? Dann ging der Fernseher an und aus, insgesamt elf Mal (Rays Lieblingszahl), wie die Zeitschrift „Fate" im September 2003 schrieb.

---

101 Schneider, S. 58

Lauras Mann Dave hatte sich das Leben genommen. Zu Lebzeiten hatte er Steve gebeten, sich um Laura zu kümmern; und tatsächlich kamen sich beide näher. Das Licht am Carport gab Laura zu denken: Immer wenn sie bei Steve gewesen war, leuchtete es bei ihrer Rückkehr; jedoch nicht, wenn sie vom Supermarkt kam. Immer wenn Laura dachte, dass sie Steve vielleicht nicht mehr sehen sollte, strahlte wieder das Carport-Licht: „Es ist, als würde mir Dave sagen, dass das mit Steve okay ist."

Magnetismus ist Anziehung. Die Mondgravitation zieht Wasser auf der Erde an. Nach diesem Prinzip scheint auch das unsichtbare Gewebe des Universums zu funktionieren – aber ist es im Alltag nicht auch so? Dinge, die zusammengehören, kommen auf natürliche Weise zusammen, als zögen sie einander an. Wir gehen fehl – und doch fügt sich alles ineinander und findet seinen Platz; alles ordnet sich an. William James, der zunächst skeptische Psychologe, beschied uns aus der *Anderen Welt*, dort herrsche ein unglaublich hoher Grad von Ordnung; wir sollten uns darauf vorbereiten, verblüfft zu werden.

Und Magnetismus bedeutet auch Zuneigung – Liebe. Im Französischen heißt der Magnet wahrhaftig „aimant", der Liebende (als Adjektiv *aimant*: liebevoll, zärtlich), weil er wohl das geliebte Objekt an sich ziehen will. Mesmers Magnetismus hatte seine Verdienste, und „Sympathie-Magie" hat jahrhundertelang in allen Ecken dieser Welt wunderbar funktioniert. Heilen mit Ähnlichem ist sinnvoller als Heilen mit dem Anderen, die „Allopathie", die sich im Westen durchgesetzt hat.

Ein Heilpraktiker sagte plakativ: „Gegensätzliches zieht sich an, und das funktioniert – bis es knallt." Und Strom fließt. Durch das gewalttätige Aufeinanderprallenlassen unterschiedlicher Ladungen entsteht eine Kraft, die nicht harmonisch ist, sondern sich gleich wieder in seine Elemente zerlegt: In das vorwärtsstürmende elektrische Feld mit Yang-Charakter und das magnetische eindringende Feld, das weibliche Yin.

Es lag nahe, die Elektrizität im Zusammenhang mit der Zeugung zu sehen. Nicht zu zählen sind die Mythen der Völker, die die Welt durch zwei Pole entstehen ließen und damit die „kosmische Bisexualität" bezeugten.

Strahlung muss sanft in Form gebracht werden, dann verändert sie auf harmonische Weise die Welt. Geschlechtsverkehr ist nicht nur Explosion, sondern eine ekstatische Symbiose; und könnte man sie durch Vermeidung des Samenergusses aufrechterhalten, wie das indische Tantra es will, entstände dauerhafte, nachhaltige Kraft.

Vielleicht lag die Elektrizität nicht im schöpferischen Plan; sie treibt die Dinge zu schnell voran. „Zu viel zu schnell", gibt ein Autor den Gehalt der Karte „Acht der Stäbe" wieder, der einzigen der 78 Karten im Tarot, die an die Elektrizität erinnert und auf der – im Tarot von Aleister Crowley und Lady Frieda Harris – acht gezackte Strahlen von einem Mittelpunkt sternförmig nach außen weisen. Sie steht für einen plötzlichen Blitz der Aktivität und für weltliches, geistiges und magisches Know-How.

Der Magnetismus entspricht uns eher. Das Grundprinzip der kosmischen Gemeinschaft ist die Liebe, die sich in Parallelitäten, Übereinstimmungen, Verwandtschaften, Anziehungen und Vereinigungen äußert, und sie macht sich in einer Welt ohne Körper, die ihrem Ausdruck im Weg stehen, hunderte Male stärker bemerkbar.

Stellvertretend für viele Quellen sei der Engländer Robin Foy zitiert, der bei Séancen in den 1990er-Jahren in England wahrnahm, dass die Liebe und Wärme, die den Teilnehmern entgegenkam, schier ungeheuer und unglaublich war, was auch daran liegt, dass bei den „Jenseitigen" kein physischer Körper die Ausstrahlung von Emotionen dämpft. Alles kommt konzentriert und ungebremst an, und „es ist große Liebe", schrieb er.

Bruce Moen schilderte seine erotische Begegnung mit Sabrina bei einer außerkörperlichen Reise, als „Astralwanderer", so: „Ich fühlte mich, als würde mein Körper auf Sabrina zugleiten wie angezogen von einem starken Magneten." Robert Monroe, auch er ein erfahrener Besucher der anderen Dimension, meinte, der Sog sei unwiderstehlich. „Es gibt keine Barriere, die das Zusammenkommen verhindern kann. An einem bestimmten Punkt ist das Bedürfnis überwältigend. Sehr nah, es ist allumfassend. ... Die beiden Ungleichen rauschen aufeinander zu und hüllen einander ein. Augenblicklich kommt es zu einem seelenerschütternden Zusammenfluss von Elektronen, unbalancierte Ladungen gleichen sich aus, ein friedliches Gleichgewicht wird wiederhergestellt. ... Danach: die ruhige und heitere Trennung."[102]

Leben, Tod und Elektrizität

Die Elektrizität war im achtzehnten und neunzehnten Jahrhundert für viele eine mystische und sogar göttliche Substanz, die Körper und Seele belebte, eine „Lebenskraft". So hatte man sie sich vorgestellt: schlagartig zupackend, energisch, elektrisierend. Sie könnte vielleicht auch Tote ins Leben zurückrufen, dachte man. Im Januar 1803 schloss Giovanni Aldini, der Neffe des Froschschenkel-Experimentators Luigi Galvani, den Körper des Mörders George Forster in Newgate an eine Batterie an. Als Strom floss, schlugen seine Kiefer aufeinander, ein Auge klappte auf, und seine Faust erhob sich. Es waren die letzten vegetativen Zuckungen des gehängten Mörders.

Das 19. Jahrhundert endete in den USA mit dem Versuch, das grausame Hängen durch den vermeintlich humanen Stromtod abzulösen. Thomas Alva Edison gilt als Erfinder des Elektrischen Stuhls. William Kemmler, der erste damit am 1. Januar 1889 hingerichtete Mörder, starb unter Qualen erst nach einer Minute und

---

102 In: Steve Richards, The Traveller's Guide to the Astral Plane, 1984

der Verdoppelung der Spannung auf 2000 Volt. Einige Bundesstaaten wenden das Verfahren heute noch an.

Elektrizität wurde und wird missbraucht. Dafür kann sie nichts. „Elektromotoren wurden eingeschaltet. Diese trieben die Ventilatoren / die das Feuer in den Öfen / auf den erforderlichen Hitzegrad brachten", sagt in „Der Ermittlung" von Peter Weiss, beruhend auf dem Auschwitz-Prozess 1965 in Frankfurt, Zeuge Nummer sieben.[103] In den Öfen des Vernichtungslagers wurden die Körper der Vergasten verbrannt.

In über hundert Ländern der Erde wird nach Ansicht von Menschenrechtsorganisationen die elektrische Folter eingesetzt. In China schlägt man mit Elektrostäben, die 30.000 Volt austeilen, auf Körperteile ein, bevorzugt auf Mund, Ohren, Handflächen, Fußsohlen, Geschlechtsteile und Brustwarzen. In kurdischen Gefängnissen werden die Gefangenen auf ein Eisenbett geschnallt und unter Strom gesetzt. Foltern durch das Medium Strom vervielfacht die Wirkung und „entlastet" das Personal, das nicht direkt zuschlagen muss.

Elektro-Schock

Aldini gehörte zur „Royal Humane Society", deren Mitglieder Stromstöße empfahlen, um Ertrunkene wiederzubeleben. Mit einer tragbaren Batterie wollte man auch Erstickungen rückgängig machen, wenn nichts anderes mehr half. Aldini wollte die Verbindung zwischen „Leben, Tod und Elektrizität" erforschen und nannte seine Therapie Galvanismus, in Würdigung seines Onkels.[104] Da haben wir also schon eine Vorform des Defibrillators, der das Kammerflimmern unterbricht, indem er 70% der Herzmuskelzellen kräftig stimuliert und damit Leben rettet. Nur: Wo hängt der nächste?

---

103 Peter Weiss, Die Ermittlung, S. 169
104 Fara, S. 165/167

Giovanni Aldini hatte bereits in den 1790er-Jahren einen psychisch Kranken behandelt, indem er ihm Stromkontakte an den Kopf anlegte. Das glich schon der späteren Elektroschock-„Behandlung", 1938 von Ugo Cerletti und Lucio Bini vorgestellt. In der psychiatrischen Klinik Haar bei München nannten die älteren Pfleger nach dem Zweiten Weltkrieg den Freitag „Waschtag", weil einige Patienten eine elektrische „Gehirnwäsche" bekamen. Bis 1970 war diese „Behandlung" gängige Praxis, vor allem gegen Katatonie (Starrheit der Glieder) und Depressionen.

Ernest Hemingway erhielt 1961, im Jahr seines Freitods, gegen seine Depressionen in Kliniken noch fünfundzwanzig Elektroschocks, die aber, wie seine Witwe später beklagte, nicht die gewünschte Wirkung hatten. Die amerikanische Lyrikerin Sylvia Plath, die sich 1963 das Leben nahm, wurde ebenfalls schockbehandelt. „An meinen Haarwurzeln hat mich irgendein Gott zu fassen gekriegt", heißt es (übersetzt) in ihrem Gedicht „The Hanging Man". „Ich brutzelte in seinen blauen Volts wie ein Wüstenprophet."[105] Auch Robert M. Pirsig, der im April 2017 verstorbene Autor des Buchs „Zen und die Kunst, ein Motorrad zu warten", wurde in jener Zeit in einer Anstalt mit Schocks traktiert.

Begeisterte, unkritische Artikel in der populären Presse, vor allem in den USA, hatten dem Elektroschock den Boden bereitet. Nach einer Gabe von Metrazol oder dem Insulinkoma (für Schizophrene) kam die Elektrizität zum Einsatz, und dabei waren Knochenbrüche nicht selten. Patienten, die heute von ihren Erfahrungen berichten, litten später unter Sprachstörungen und anderen kognitiven Verlusten. Das Wort Elektroschock machte dann der eleganteren Elektrokrampftherapie (EKT) Platz.

Durch die Stromstöße ins Gehirn wollte man das Feld der Psychiatrie näher an jenes der Allgemeinmedizin heranführen, und

---

105 Silvia Plath, Ariel, S. 141

um 1936 setzte der Portugiese Egas Moniz dann die „präfrontale Leukotomie" oder Lobotomie ein. Psychisch Kranken wurden bei einer Gehirnoperation Nervenbahnen zwischen Thalamus und Frontallappen durchtrennt, um das „denkende" vom „fühlenden" Gehirn zu trennen. Damit versuchte man auch Homosexualität zu „kurieren". Die theoretische Basis war dünn, aber das Renommee des Neurologen ließ jede Kritik verstummen.

Nolan Lewis, Direktor des New York State Psychiatric Institute, beklagte die hohe Anzahl von „Zombies" nach dem Eingriff, der in den USA ab 1945 jedes Jahr 5.000 Mal vorgenommen wurde.[106] Moniz bekam für seine Entwicklung 1949 den Medizin-Nobelpreis. Die Psychopharmaka beendeten dann in den 1950er-Jahren diese unmenschlichen Eingriffe.

Vitalität und Virilität

Zweihundert Jahre vorher schon hatte man sich für die Elektrotherapie begeistert. Abbé Nollet ließ sich zum Chef der „Elektrisier-Ärzte Europas" wählen und praktizierte mit der Leiden-Flasche elektrische „Purgationen" (Reinigungen), von denen er auch Papst Benedikt XIV. berichtete. Gelähmte Patienten nahmen die Reise zu Nollets „Feind" Benjamin Franklin auf sich, um von ihm Stromschläge versetzt zu bekommen, drei am Tag, die wiederum aus Leiden-Flaschen kamen. Die Wirkung verschwand aber immer rasch, und Franklin dachte über viele kleine Schocks nach, statt der starken, die er gewöhnlich austeilte.

Zwischen 1750 und 1760 erschienen viele Arbeiten über die Heilung von Paralytikern. Die Elektrizität schien Abszesse, Anfälle, Blindheit, Rheumatismus, Fieber, geschwollene Gelenke und Gicht heilen zu können. Allerdings war es schwierig, die Geräte zu bedienen, die sich obendrein als unberechenbar und

---

106 Valenstein, Great and desperate cures, S. 255

wetteranfällig erwiesen. Von den Gelähmten wurden manche geheilt, andere nicht.

Auch der Prämonstratensermönch Prokop Divisch, der noch vor Franklin einen Blitzableiter erdacht hatte, schockte Kranke mit Strömen allerdings leichterer Art. „Es ist oft geschehen, dass ich in einer halben Stunde oder auch nach Beschaffenheit der Umstände in einer längeren Zeit einen paralytischen Kranken durch meine Elektrisation gesund gemacht habe, welches die ordinaire Medicamenten nicht ausrichten konnten", schilderte er stolz.[107]

In den 1780er-Jahren wirkte James Graham, der berühmteste Londoner Elektroarzt, in seinem Medizintempel in London. Während in Paris Franz Anton Mesmer mit magischer Musik, magnetischen Strichen und dem berühmten „Baquet" Kranke behandelte, stellte Graham sein „Himmelbett" bereit, das unter einem Baldachin lag, von Spiegeln umgeben und umschwebt von sanfter Musik und Düften. In den Spiegeln vervielfachten sich die Funken aus den Leidener Flaschen, und versprochen wurde Paaren, die fünfzig Pfund dafür übrig hatten, eine neue Vitalität und dem Mann ungeahnte Virilität. Täglich kamen zweihundert Kranke zu Graham. Mesmer war entsetzt und hielt Grahams Vorgehen für Scharlatanerie.

Das 1793 gegründete *London Electric Dispensary* unter Leitung von John Birch konnte im ganzen Jahr nur mit dreihundert Kranken rechnen, von denen die Hälfte geheilt worden sein soll, jedoch florierte die Abteilung zwanzig Jahre lang.[108] Seinerzeit hatten die meisten britischen Krankenhäuser ihre eigenen elektrischen Maschinen. Noch bis 1860 dauerte der Siegeszug der Elektrotherapie in Europa.

Auch später taten sich alternative Elektrotherapeuten hervor. Der Engländer Albert Abrams fand in den 1920er-Jahren dumpfe Töne

---

107 Benz, S. 69
108 Fara, S. 86/87 – 93-95

unterhalb des Nabels. Bei Krebs gab es unter Strom eine Reaktion bei 50 Ohm, und die Reaktion verschwand bei 49 oder 51 Ohm. Der Patient wurde sodann schwachen elektromagnetischen Impulsen ausgesetzt (die „Raten"), die modifiziert wurden, indem man sie durch ein Gehäuse mit Widerständen und zehn Wahlschaltern leitete. Eine Diagnose konnte sogar anhand einer Blutprobe gestellt werden, wenn eine Ersatzperson sich zur Verfügung stellte, die für den „Dynamisierer" wichtig war. Radionik, wie das Verfahren genannt wurde, stützte sich auf den Placebo-Effekt und war eigentlich „eine Form von Mentalheilung, und Instrumente sind zur Ermittlung oder Messung der Energien, die ein Bild des Patienten liefern, nicht notwendig", erläuterte Tansley.[109]

Edgar Cayce (1877-1945), der bedeutende US-amerikanische Heiler und Seher, ließ Energie durch Schwefel- und Kupfersulfat sowie Schwefelsäure laufen und leitete sie dann über Elektroden durch den Körper und wieder zurück. Diese „Schwingungsmedizin" sollte vor allem bei Multipler Sklerose helfen.

Elektromedizin hilft bei schlecht verheilenden Knochenbrüchen. Wenn Gleichstrom durch die Bruchstelle fließen kann, kommt die Heilung in Gang. Robert O. Becker, ein amerikanischer Arzt, war weniger an Heilung als an Regeneration interessiert. Warum, fragte er sich, wächst beim Salamander ein abgetrenntes Bein wieder nach? Becker erinnerte sich an den „Verletzungsstrom", der nach Luigi Galvanis Beobachtung bei Tieren an der Wunde auftritt. Dieser Gleichstrom war nach der Amputation bei einem Frosch, bei dem nichts nachwächst, ebenso positiv wie beim Salamander, indessen wurde er bei diesem nach drei Tagen stark negativ, um danach wieder abzufallen. Die Stromquelle ist wohl eine Verbindung vom Gehirn zur Haut.

Das Steuerungssystem, das Heilung bewerkstelligt, ist also elektrischer Natur, schloss Becker. Negativer Strom von ver-

---

109 David V. Tansley, Radionik, S. 22/50

schwindend geringer Stärke lässt beim Salamander verschiedene Zellen entstehen, worauf das Bein nachwächst. Sogar bei einer Ratte wuchs ein Schultergelenk bis zu deren „Ellbogen" nach. Ein Kollege Beckers infizierte einen Salamander mit einem Krebs im Bein und trennte es dann, durch den Tumor schneidend, ab. Das Bein wuchs wieder nach, der Krebs war verschwunden. Krebszellen können also zum normalen Zustand zurückkehren, wenn ein „embryonales Steuerungssystem" wirkt. Leider, bedauerte Robert O. Becker, stand auch diese Arbeit „außerhalb der Hauptströmung der Wissenschaft"[110] und stieß nicht auf Resonanz.

Ur-Heilmittel Magnetismus

Auch der Magnetismus oder Mesmerismus setzte sich nicht durch, weil die „übernatürlichen" Erscheinungen des Somnambulismus spannender waren. Auf der Bühne konnte man medial begabte Personen in Tiefschlaf versenken und sie zu Hellsehern machen. Mesmer selbst mahnte, sein Verfahren erfordere Geduld. Die hatte man nicht. Die preußische Regierung gestattete 1817 das Magnetisieren nur den Ärzten, Österreich verbot es 1818 ganz.

Magnetisieren ist das Gegenteil der barschen Elektromedizin, die – wie unsere Medizin heute – mit raschen Reizen eine kurzzeitige Besserung erreichen konnte. Magnetisieren ist sanfte Einwirkung auf den Patienten durch „Striche" der Hände eines Heilers in gewisser Entfernung vom Körper. Vierunddreißig heilende Handaufleger oder „Chirotheten" sind von der Katholischen Kirche in den Jahrhunderten heilig gesprochen worden.

Der Franzose Joseph-Philippe-François Deleuze (1753-1835) war überzeugt, dass „der Magnetiseur sein Fluidum auf andere Wesen und Gegenstände übertragen kann und diesem Fluidum,

---

110 Becker, S. 60-66, 80

wenn es von einem gesunden, moralisch intakten Menschen kommt, eine große, heilende Kraft innewohnt".[111] Der königliche Leibarzt und Goethe-Freund Carl Gustav Carus, der als Erster den Begriff des Unbewussten prägte, schrieb 1856, dass, „da alles eigentliche Heilen vom Unbewussten ausgeht, der Mesmerismus, welcher am direktesten auf dies Ursprüngliche der Seele des Menschen wirkt, weil er eben selbst vom Leben und von der Seele eines Kräftigern ausgeht, wirklich das Urheilmittel" genannt werden müsse.

Samuel Hahnemann, der Begründer der Homöopathie, war ein Zeitgenosse Mesmers. Er hielt es für ein wundersames Geschenk Gottes, dass „die Lebenskraft eines gutmeinenden Menschen auf einen Kranken durch Berührung … dynamisch einströmt". Das ist lange her. Berührung und menschliche Nähe sind so wichtig, aber heute in der Medizin selten geworden; es herrscht Distanz, überbrückt durch Strahlen und Ströme, und das Magnetische ist sekundär, ist störende Begleiterscheinung.

---

111 Schneider, S. 426/414/490

3

Überirdische Klänge

Von 1930 bis 1980 hätten wir die Frequenzen und Feldstärken der Mikropulsationen unseres Erdmagnetfelds mehr als verdoppelt, meinte der amerikanische Arzt Robert O. Becker. Durch Veränderungen in diesem Maßstab seien in früheren Erdperioden ganze Spezies ausgelöscht worden.[112] Als er das schrieb (1984), sollte es noch acht Jahre dauern, bis in Deutschland der erste Mobilfunksender aufgestellt wurde, und dreißig Jahre, bis fünf Milliarden Handys auf dem Erdball funkten und Daten empfingen.

Wir befinden uns tatsächlich am Beginn einer Umkehr des Erdmagnetfelds. In den vergangenen 180 Jahren, seit Carl Friedrich Gauss den Magnetometer zur Messung von Magnetfeldern erfand, soll das Feld um 10% schwächer geworden sein. Der magnetische Nordpol hat sich bereits um 1500 Kilometer von Alaska nach Westen, nach Sibirien, verlagert. Der letzte „Polsprung" ereignete sich vor 780.000 Jahren; der nächste hätte schon 200.000 Jahre danach stattfinden sollen, ist also längst überfällig. Doch wann immer das Magnetfeld sich umkehrt,

---

112 Becker, Cross Currents, S. 187

ausgelöscht wird dann vermutlich die Spezies der Roboter, die uns ersetzt haben wird.

Können wir das Erdmagnetfeld verändern? Das Erdklima haben wir bereits verändert, und neben dem Ausstoß von Kohlendioxid könnte elektromagnetische Strahlung daran mitgewirkt haben. Die Funkwellen bringen Wassermoleküle zum Schwingen, während sie durch die Wolken hoch zur Ionosphäre und zurück jagen. Forschung darüber wird kleingeschrieben, weil man das lieber nicht so genau wissen will. Ob nun die Erhitzung der Gemüter und die aggressiven Tendenzen im Diskurs von heute auch von der allgegenwärtigen Strahlung befördert werden, weiß man nicht. Das lässt sich nicht beweisen.

Das reine Bewusstsein könnte jedoch auch ohne zusätzliche Strahlung auf Klima und Wetter wirken, da unsere Ausstrahlung auch elektromagnetisch ist. David Wilson hat im Südwesten Nigerias gesehen, wie Schamanen Blitze herbeizauberten und Wind aufkommen ließen, und indianische Regentänze haben oft Erfolg. Die Bewusstseinsforscherin Valerie V. Hunt hat es zwei Mal erlebt. Beide Male meditierte sie zusammen mit einem Freund: Ein Gewitter ließ nach, und Regenfälle machten einen Bogen um sie.

„Wenn ein Sturm ein Chaosmuster der Veränderung beim Wetter darstellt, das genau an der Ecke auftritt, an der eine desintegrierende Kraft wirkt, dann wird es wohl auch eine integrierende Kraft geben, die es in einen kohärenten Zustand zurückbringt", überlegte sie. Schwingungen hätten den Sturm geschaffen. „Alles, was wir tun mussten, war, unseren Geist zu benutzen, um die Kräfte zu manipulieren, die Veränderungen bewirken. … Jeder Geist, der seine Kraft völlig anerkennt und seine Gedanken fokussieren kann, ist in der Lage, unglaubliche Dinge zu tun."[113]

---

113 Hunt, Infinite Mind, S. 98ff

Die Kraft des coitio

Unser Erdmagnetfeld erkannte als Erster der Engländer William Gilbert. In seinem Buch „De Magnete", 1600 erschienen, schreibt er, die Erde sei ein großer Magnet, und die magnetische Kraft übe durch den „coitio" (Koitus) eine globale sympathische Anziehung aus. Bald danach dichtete Angelus Silesius (1624-1677): „Gott, der ist ein Magnet, mein Herz, das ist der Stahl. / Es kehrt sich stets nach ihm, wenn er's berührt einmal." Auch die elektrische Kraft spürte Gilbert auf, allerdings hielt er diese „vis electrica" für ein vom Magnetismus unterschiedenes Phänomen – ein Irrtum, der erst zwei Jahrhunderte später berichtigt wurde.

Dinge, die „electricus" sind, nannte Gilbert „electrica" nach dem Bernstein, einem fossilen Harz, dessen Eigentümlichkeit schon in der Antike bekannt war. Wenn man einen Bernstein-Stein über ein Tuch rieb, lud er sich elektrisch auf und konnte danach Papierteilchen und Stofffetzen an sich ziehen. Bernstein heißt auf Griechisch „electron" und bezeichnet heute das negativ geladene Teilchen, das unsterblich ist und aus dem auch wir bestehen.

Der Magnetkundler William Gilbert, 1544 geboren, wurde 1600 Präsident des Royal College und im Jahr darauf Leibarzt von Königin Elisabeth I., die allerdings schon im März 1603 starb. Ihr Medicus überlebte sie nur um neun Monate. Ein anderer William und anderer Leibarzt (des späteren Königs Charles I.) war William Harvey, der 1618 den Blutkreislauf abbildete und zeigte, dass das Herz Blut durch den Körper pumpt. Darüber hatte man sich im Westen nie zuvor Gedanken gemacht, und nun gesellte sich der Blutkreislauf des Menschen zum Erdmagnetfeld!

Der Herzschlag der Erde

Der Herzschlag der Erde beträgt 10,6 Hertz. Diese zehn Schwingungen pro Sekunde zeichnen das geomagnetische Feld aus, das – wie jedes magnetische Feld – durch elektrische Bewegung entstanden ist und laufend neu entsteht. Die Hitze durch radioaktiven Zerfall im Erdinneren bringt den flüssigen äußeren Kern ins Rotieren, was einen elektrischen Strom bewirkt und das Erdmagnetfeld erzeugt. Es wird jedoch „verblasen" durch den Plasmastrom der Sonne, der als Sonnenwind mit 1,6 Millionen Kilometern pro Stunde auf die Erde trifft. So reicht der dabei entstandene Schweif des Magnetfelds hinter der Erde hunderttausende Kilometer hinaus ins All. Die Schutzschicht variiert von Tag zu Tag und ist nicht überall gleich: Am Äquator herrschen 31 Mikrotesla, an den Polen misst man den doppelten Wert (62 µT).

Das Erdmagnetfeld reicht hinauf bis zur Ionosphäre in fünfzig Kilometern Höhe. Jeder Blitzschlag erzeugt in dem Raum zwischen Erde und Ionosphäre elektromagnetische Wellen, die um die Erde fliegen. Diese sogenannte *Schumann-Resonanz* brauchen wir um uns; fehlt sie, kommen wir mit unseren Biorhythmen durcheinander. Rutger Wever von Max-Plack-Institut in Erling-Andechs fand bei seinen Experimenten, dass unser Tagesrhythmus sich bei fünfundzwanzig Stunden einpendelt, wenn man ohne Hinweise auf Hell und Dunkel lebt.

In völlig abgeschirmten Räumen jedoch werden unsere Biorhythmen hektisch und geraten außer Tritt; erst die Einspeisung von 10-Hertz-Feldern lassen sie wieder harmonisch werden. Der „Herzschlag" der Erde entspricht ungefähr den Alphawellen in unserem Gehirn (8 bis 13 Hz), die auftreten, wenn wir träumen, meditieren oder in Hypnose sind.

Professor Frank Brown aus Massachusetts entdeckte, dass einfache Organismen auf ein äußerst schwaches Magnetfeld wie das der Erde reagierten, mit dem verglichen schon der Magnet der Kühlschranktür ein Gigant ist, der das 400-fache aufbringt. Gegen die energiereiche Ultraviolettstrahlung hilft diesen schlichten Wesen schon eine Kohlenstoffschale von einem tausendstel Millimeter Dicke. Irgendwie stimmen diese einfachsten Strukturen mit dem Erdmagnetfeld ihre biologischen Zyklen ab. Doch Browns Ergebnisse mit Mikroorganismen[114] wurden von der Fachwelt ebenso ignoriert wie die Studien von Robin Baker, der zehn Jahre lang unermüdlich Studenten verblindet in einsamen Gegenden aussetzte und sie anwies, die Richtung zur Rückkehr zu erspüren, völlig ohne GPS. Das funktionierte gut. Probanden, die einen Helm mit eingeschaltetem Stör-Magneten besaßen, schnitten weniger gut ab.

Wir machten uns einen inneren magnetischen Sinn zunutze, schloss Baker, der nach einigen Versuchen, auf seine Ergebnisse hinzuweisen, kein Echo mehr fand. Der Engländer, dadurch abgestoßen, wandte sich vom Magnetfeld ab und wanderte nach Spanien aus, um Spermien zu erforschen.[115] Noch zweihundert Jahre mit dem Global Positioning System und mit „Navis", und unser magnetischer Sinn würde ohnehin einschlafen.

Die Aktivitäten des Erdmagnetfelds wirken beim Menschen vor allem auf die Zirbeldrüse ein, die lange als ein nutzloses Hirnorgan betrachtet worden war. Nach intensiven erdmagnetischen Schwankungen wurden in einem Jahr 36% mehr Patienten wegen manisch-depressiver Störungen in England in Kliniken eingeliefert, und es gab mehr Geburten, Morde und Fälle von Epilepsie. In der Zirbeldrüse wird das lebenswichtige Hormon Melatonin hergestellt, das als Antioxidans wirkt, die Ausschüttung von Sexualhormonen steuert, den Energieverbrauch senkt und über den Hippocampus Einfluss auf Lernen und Gedächtnis nimmt. Im Laufe der Evolution hat sich die Zirbeldrüse von drei

---

114 Baker S. 71
115 Proud S. 34/35 - 41-43

Zentimetern Durchmesser bis auf wenige Millimeter zurückent-
wickelt. Mangelndes Sonnenlicht und fehlende Nachtruhe stören
ihre Funktion, und Fluoride schaden ihr sehr.

Sabine Begall von der Universität Duisburg-Essen zeigte, dass
das Erdmagnetfeld sogar Hunde bei ihrem „Geschäft" beeinflusst, und mit einer deutsch-tschechischen Gruppe versuchte
sie nachzuweisen, dass Kühe sich gerne (und signifikant) in
Nord-Süd-Richtung aufstellen. Man sollte bei Fahrten durchs
Gebirge einmal darauf achten! Unter Hochspannungsleitungen
standen die Kühe kreuz und quer. Die langwelligen elektrischen
Felder um die Drähte könnten den Magnetsinn der Kühe ein-
schränken.

Ein englischer Farmer machte die Beobachtung, dass sich seine Kühe um die Hochspannungsmasten in der Nähe der Ort-
schaft Innsworth drängelten, statt „ihren Job zu machen", womit
er meinte – zu grasen. Das gab zwei Wissenschaftlern Auftrieb,
die meinen, elektromagnetische Felder führten zur Freisetzung
von körpereigenen Opiaten und somit zur „Junkie-Kuh", die
ja schon durch die Melkmaschinen genügend Elektrosmog ab-
kriegt.[116]

Attacke aus dem All

Unser Erdmagnetfeld bewahrt uns vor der energiereichen Strahlung der Sonne. Die Magnetfelder von deren Gammastrahlen
wiederum beschützen uns vor Protonenstrahlung unerhört hoher
Energie. Sterne weit außerhalb unseres Sonnensystems schicken
ebenfalls Teilchen her, die zu 85% aus Protonen bestehen. Die
hochenergetischen Teilchen werden durch die Kollision mit Atomen abgeschwächt, und die anderen elektrisch geladenen Teilchen lenkt das Erdmagnetfeld ab und führt sie in Spiralbahnen

---

116 Smith/Best S. 144/145

um die Magnetfeldlinien zu den Polen (Lorentz-Kraft), wo sie die Nordlichter erzeugen.[117]

Die natürliche Hintergrundstrahlung liegt bei 100 Nanosievert pro Stunde. Ein Röntgenbild belastet jedoch in einer einzigen Sekunde den Körper mit dem Millionfachen dieses Wertes, mit einem Millisievert also, der als gesetzlicher Grenzwert für die Bevölkerung im Jahr gilt. Der Röntgenscanner am Flughafen bringt uns 100 bis 200 Nanosievert bei, also das, was wir in ein bis zwei Stunden Aufenthalt im Freien abbekommen.

Problematisch ist für den Menschen der Eintritt in den Van-Allen-Gürtel, der oberhalb des Äquators von 700 Kilometern bis 6000 Kilometer hoch reicht und protonenlastig ist, während die äußere Strahlungszone zwischen 15.000 und 25.000 Kilometern liegt und vorwiegend Elektronen aufweist. Dort kann man in acht Tagen bequem die Strahlendosis einfangen, die ein Bürger auf der Erde in drei Jahren schlucken muss.

Doch wer durchquert freiwillig den Van-Allen-Gürtel? Höchstens Astronauten. Michael Delp von der Florida-State-Universität in Tallahassee will herausgefunden haben, dass Himmelsmänner, die kosmische Strahlung erfuhren, früher und an Herz-Kreislauf-Erkrankungen sterben. Astronauten, die in Erdnähe herumflogen, starben zu 10% daran, während bei Kollegen, die zum Mond reisten, die Rate 43% betrug. Das klingt imposant, doch übersetzt heißt das: Drei von sieben Astronauten starben vor dem 65. Lebensjahr und womöglich durch die Strahlung. Untermauert wurde die dünne Datenlage durch Versuche an Mäusen: Nach intensiver Bestrahlung zeigte sich bei ihnen Veränderungen in den inneren Gefässwänden, was zu arteriellen Verschlüssen führen kann.

Dass Strahlung vom Himmel auf uns einwirkt, hatte als Erster der Schotte Charles Wilson mit seinem Elektroskop gezeigt.

---

117 Norbert Leitgeb, Machen elektromagnetische Felder krank?, S. 255/256

Theodor Wulf, Jesuit und Physik-Professor, stieg 1910 auf den Eiffelturm – damals das höchste Gebäude weltweit – und bestätigte das, und zwei Jahre später begab sich der Österreicher Victor Hess sogar mit einem Fesselballon bis auf 3500 Meter Höhe. Die „Strahlung" ist eigentlich keine, sondern das Auftreffen von elektrisch geladenen Teilchen.

Wie das Erdmagnetfeld und der Blutkreislauf wurde die kosmische Hintergrundstrahlung spät erkannt. George Gamov hatte richtig gesehen, dass alles, was sich ausdehnt (das Universum), einen Anfang gehabt haben müsse, den wohl ungeheure Strahlungsstürme begleiteten. Doch seine Arbeit erschien in einem Physik-Journal, das Astronomen nicht lasen. Auch die Arbeit von Karl Jansky, der 1929 ein kontinuierliches Zischen aus dem Zentrum der Milchstraße vernommen hatte, stieß auf taube Ohren, so dass es Arno Penzias und Robert Wilson 1965 vorbehalten blieb, das von ihren Antennen empfangene Geräusch als „kosmische Hintergrundstrahlung" zu definieren, die die Urknall-Hypothese stärkte. Es rauscht nicht nur im Weltall, es tickt und trommelt, es summt und knattert. ... Das Wissen, dass der Kosmos voller Klang ist, verdanken wir der modernen Radioteleskopie.

Das Erdmagnetfeld ist aber kein Schutz gegen die Neutrinos. Jede Sekunde werden wir von 400 Billionen Neutrinos durchquert, ohne es zu merken, und diese Teilchen, die keine Ladung tragen, reagieren mit nichts und flitzen durch alles durch, sogar durch die Sonne. 300 Neutrinos pro Kubikmeter Luft stammen noch aus der Urknall-Zeit vor fast vierzehn Milliarden Jahren, wie auch viele Elektronen, die von ihren positiv geladenen Antiteilchen, den Positronen, angezogen werden. Zwischen ihnen besteht Spannung, gemessen in Volt.

Duett von E und M

Elektrizität und Magnetismus gehören zusammen wie die Klänge von Geige und Klavier in den Violinsonaten von Brahms. Auch um 1800 glaubten Forscher noch, wie einst William Gilbert im Jahr 1600, es handele sich um grundverschiedene Erscheinungen. Hans Christian Ørsted, Professor in Kopenhagen, teilte diese Ansicht nicht. Wenn ein Schiff von einem Blitz getroffen wurde, drehte dessen Kompass (in Gebrauch schon seit dem 12. Jahrhundert) manchmal völlig durch; seine Nadel zeigte nach Norden, wo sie vor dem Blitzschlag nach Süden gewiesen hatte. 1820 stellte Ørsted in einer Vorlesung spontan einen Versuch an: Er jagte Strom durch einen Platindraht, bis dieser glühte. Daneben lag der Kompass – und die Nadel wurde abgelenkt! Die Studenten konnten das nicht sehen und reagierten gelangweilt, ihr Professor hingegen war erregt: Wie konnte das sein?

Erst drei Monate später wagte er sich wieder ins Labor. Kein Zweifel: Ein Strom erzeugte ein Magnetfeld, das – und diese Regel wurde berühmt – rechtwinklig zum Verlauf des Stroms stand. Fast zwölf Jahre später, 1831, drehten Michael Faraday (und Joseph Henry in den Vereinigten Staaten) das Verfahren um und entdeckten, dass ein Magnet, der bewegt wurde, einen Strom erzeugte. Faraday entdeckte also das Prinzip der elektromagnetischen Induktion, das für den Elektromotor entscheidend wurde. Er galt Ende des 19. Jahrhunderts als Beispiel einer „weichen Modernisierung" und Gegenbild der Dampfmaschine, die für eine „forcierte Industrialisierung" stand. Das sanfte Prinzip des Magneten nahm seinen Weg.

Metalle waren umso kräftiger, je besser sie Elektrizität leiteten. 1866 erdachte Werner von Siemens dann die Dynamomaschine und bahnte der Elektrifizierung den Weg. Statt teure Permanentmagnete auf Rotoren zu setzen, ging er dazu über, Eisen zu magnetisieren, das allein durchs Drehen sein Magnetfeld behält, weil der natürliche Erdmagnetismus mithilft. 1878 nahm das erste Elektrizitätskraftwerk der Welt, ausgestattet mit den Siemens-Generatoren, die Arbeit auf. Es dient dem Bayernkönig Ludwig II. dazu, den Wasserfall in seiner Venusgrotte auf Schloss Neuschwanstein (1880) verschiedenfarbig zu erleuchten. Die Elektrizität half mit, Ludwigs Königsschlösser zu begehbaren Erlebniswelten zu machen. Sie können als Vorläufer der ersten Disneyland-Parks (1954) gelten.[118]

Ein „geradliniger" Strom erzeugt in seinem Stromkreis ein kreisförmiges Magnetfeld und umgekehrt. Strahl und Kreis, Linie und Kreis gehören zusammen, als wären Okzident und Orient zusammengespannt. Denn Symbol der westlichen Sprechweise und Logik sei, schrieb Joachim Ernst Berendt, „die gerade Linie, ... mit dem Lineal gezogen: eine Linie, für die Herbert Achternbusch eine eindringliche Metapher gefunden hat: ‚Die Autobahn in den Gehirnen'."[119] So denken wir. Unsere Zivilisation ist geradlinig, und die meisten Objekte in unserer Welt sind eckig, dass man sich leicht verletzt: Gegenstände stehen uns entgegen. Im chinesischen Feng Shui entsteht an solchen Ecken und Kanten, aber auch entlang von Kanälen, Korridoren, Telegrafenmasten, Straßen, Gleisen, an Knicks und Biegungen die ungünstige Energie *Sha*, die fehlgelenkte oder stagnierende Ch'i-Energie ist.

Unsere Zeit verläuft linear: Was vergangen ist, ist vergangen, und alles drängt hitzig auf die Zukunft hin. Nur wenn es eine „immerwährende Weltzeit" gäbe – also eine zyklische Zeit –, in der laufend Neues entstehe und Altes vergehe, „würde auch der Fortschritt das unverhältnismäßige Gewicht verlieren, das er zur Zeit für uns hat, weil wir nichts Bleibendes kennen", meinte einmal Karl Löwith.[120]

---

118 Julia Berger, Die Grotte im Schloss Neuschwanstein, in: Vorstellungskraft, S. 38/39
119 Berendt, S. 74/75
120 Löwith, Das Verhängnis des Fortschritts, S. 410

Viele alte Kulturen sahen die Zeit als kreisförmig, als zyklisch an: Was vergangen ist, kehrt wieder, die Zukunft ist nur eine Variation der Vergangenheit. Das Lieblingssymbol des Zen-Buddhismus ist der Kreis, und im Osten gibt es Mandalas und Stupas und Zelte. „In allem, was ein Indianer tut, findet ihr die Form des Kreises wieder, denn die Kraft der Welt wirkt immer in Kreisen, und alles strebt danach, rund zu sein", sagte der Prärie-Indianer Hehaka Sepa.

Im Elektromagnetismus sind beide Denkarten – die westliche und die östliche – somit ineinander beschlossen. Die beiden Zugänge wirken wie Magnetismus und Elektrizität: Sie verhalten sich komplementär zueinander und gehören zusammen. Die Linie jedoch ist – wie der Strahl und die Welle, die von A zu B zischen – ideenlos und eindimensional. Tiefer und edler ist der Kreis, mit dem topologisch auch die fünfte Dimension der Physik identisch ist: Wer sich in sie hineinbegibt, kommt irgendwann wieder an seinen Ausgangspunkt zurück.[121]

Einstein erklärt das Feld

Erst James Clerk Maxwell (1831-1879) führte zwischen Körpern die elektromagnetischen Felder ein, die er mathematisch bewies und die nie jemand gesehen hatte. Diese Felder bewegen sich als Wellen mit Lichtgeschwindigkeit voran.

Sobald unterschiedlich geladene Teilchen auftreten – negativ geladene Elektronen und Positronen oder Protonen –, tritt auch Spannung zwischen ihnen auf. „Nun schalten wir den Begriff ‚Feld' ein", sagte Einstein, „damit wir die Kräfte auf einfache Art und Weise darstellen können:" Das Kraftfeld sei gleichsam das Medium oder der Mittler, „der alle von dem Strom ausgehenden Wirkungen zu realisieren hat".[122]

---

121 Kaku, S. 135
122 Albert Einstein, Evolution der Physik, S. 92

Wir leben in Feldern, die ewig sind. An jeder Substanz haften Ladungsträger. Jedes Mal, wenn wir uns bewegen, vor allem im Freien, trennen sich in uns die Ladungen und erzeugen damit ein Feld, das davongleitet, schwächer wird und in anderen Feldern untergeht. Man musste einen Ausdruck wählen, mit dem man etwas verbinden kann, und wogende Getreidefelder kennt jeder.

Ladungsträger haben jedoch, wenn sie nicht fortkönnen, die Tendenz, sich durch Bewegung zusammenzuballen, uns einseitig aufzuladen und, dermaßen konzentriert, nach Abfuhr zu gieren.

Im Kabel ist das Feld eingekerkert. Der Stromkreis wird geschlossen; die Ladungsträger können sich bewegen und tun das auch, indem sie den Widerstand überwinden, den das leitfähige Material ihnen entgegenstellt. Der Strom fließt.

Die Elektronen bewegen sich durch das Kabel in Richtung des Pluspols. Sie kollidieren mit Atomen, bewegen sich deshalb im Zickzack fort und nicht einmal schnell – einen Meter pro Minute. Das Licht geht augenblicklich an nach Betätigen des Schalters, weil das Kabel voll mit Ladungsträgern ist wie ein Schlauch mit Wasser: Die ersten Teilchen nahe vor dem Ziel entzünden das Licht. Stromstärke ist die Zahl der Ladungen, die in einer Zeiteinheit eine bestimmte Strecke überwinden.

Das lässt sich noch schöner anhand von Schildkröten zeigen (und wir erinnern uns an das Rennen zwischen Achilles und der Schildkröte, die der Läufer nie einholen kann, weil in der Zeit, in der er seinen Vorsprung aufholte, die Schildkröte wieder ein Stück vorwärtskam – und so weiter).

Albert Einstein sagte: „Materie ist dort, wo sehr viel Energie konzentriert ist; ein Feld ist dort, wo wenig Energie ist." Materie ist ein unerschöpflicher Energievorrat, ist konzentrierte Energie oder Licht, das wie Tau auf einer Fensterscheibe am frühen Morgen kondensierte und, schnell bewegt, immer fester wurde. Das Sonnenlicht ist ja verdichtete Kraft. Es ist ein Magnetfeld, das durch die Bewegung von Elektronen entsteht, denn – daran erinnerte uns Werner Heisenberg – virtuell besteht das gewichtslose Photon, das Lichtteilchen, aus einem Elektron und einem Positron, wäre demnach so etwas wie potenzieller Strom. Durch Strahlungsenergie können auch Partikelpaare entstehen und Teilchen sich aus heiterem Himmel materialisieren.

Ein Atom gleicht einem Fußballstadion, in dem das Elektron als Reiskorn umherfliegt. Materie sei „geisterhaft leerer Raum", hat Sir Arthur Eddington einmal gesagt. Sie hat wenig Substanz, weshalb Hans-Peter Dürr behaupten konnte: „Es gibt keine Materie!" Die subatomischen Partikel in ihr sind geisterhafte Wolken möglicher Existenz.

Superstrings

Die Superstring-Theorie schilderte ab den 1970er-Jahren Materie als Harmonie, entstanden durch schwingende Strings, deren Winzigkeit sich jeder Vorstellung entzieht. Sie sind noch viel kleiner als ein Elektron. Eine unendliche Zahl von Materieformen ließe sich aus schwingenden Strings herstellen, und das Universum sei mit ihren unzähligen Strings einer Symphonie vergleichbar, schrieb Michio Kaku. Indem man die Theorie in zehn oder gar elf Dimensionen (in einer anderen Version in 26) formuliert, erklärt man auf elegante Weise den verwirrenden „Teilchenzoo" und bindet endlich auch die Gravitation mit ein. Doch auch nach über vierzig Jahren ist die Superstring-Theorie noch nicht allgemein akzeptiert. „Leider können die String-Theoretiker gegenwärtig nicht erklären, warum es ausgerechnet zehn Dimensionen sind. Die Antwort liegt tief in der Mathematik verborgen", unterrichtet uns Kaku.[123]

Warum manche Physiker auf elf kommen, weiß man auch nicht. Man könnte die Antwort in der Kabbalah suchen: Zehn

---

123 S. 212

sind dort die Dimensionen der Gottheit, und so (*middot* auf Hebräisch) nannte sie auch Menachem Recanati, der Anfang des 14. Jahrhunderts schrieb. Es sind die zehn Sephiroth von Kether (Krone) bis zu Malkuth (Erde, Materie). Und es gibt auch eine elfte Sephira, Daath (Wissen), eine Art Joker, der am Abgrund hinüber zur anderen Seite angesiedelt ist; ob Daath dazugehört, ist umstritten. Auch die SefirotH sind freilich eine menschliche Konstruktion, sind ein Versuch, die Machinationen des Lebens und des Menschen zu erklären, aber die „Namen", Instrumente oder „Dimensionen" des Schöpfers sind gewiss nicht mystischer als die Mathematik der Superstring-Theorie.

Und um die 26er-Version zu erklären: 26 ist der Zahlenwert der hebräischen Schreibweise von YHWH, dem heiligsten Gottesnamen. Zufall? Vielleicht nicht.

Der dänische Mystiker Martinus sah sich einmal während der Entrückung in einen blendenden „Ozean von Licht in der reinsten Farbe des Goldes … Es erschien in Form von tausenden von vibrierenden senkrechten goldenen Fäden, die den Raum völlig erfüllten. … Ich hatte keinen Organismus, und alle existierenden Dinge um mich herum, mein Zimmer, meine Möbel, ja die ganze materielle Welt waren ganz verschwunden oder außerhalb der Reichweite der Sinne. Das blendend goldene Licht mit seinen vibrierenden goldenen Lichtfäden hatte all das in sich aufgenommen …"[124] Das war 1921, ein halbes Jahrhundert vor der Superstring-Theorie.

Alles hängt am Rätsel Licht, das sich in Wellen fortpflanzt, aber auch in Teilchen zersplittern kann, und Einstein hätte sein physikalisches Weltbild gern allein in Strahlung ausgedrückt. „In einer solchen neuen Physik wäre kein Raum mehr für beides: Feld und Materie", sagte er. „Das Feld wäre als das einzig Reale anzusehen."[125] Aber die Physik, die nur von Feldern und Strah-

---

124 http://www.dasdrittetestament.info/der-autor/meine-mission, abgerufen Febr. 2017
125 Einstein, Evolution der Physik, S. 163

lungsenergie spricht, konnte nie überzeugend formuliert werden, auch von Einstein nicht.

Magnetische Gleichfelder

Sprechen wir von den magnetischen Gleichfeldern, die vermutlich die harmlosesten sind, obschon sie Mauern und den Körper ungehindert durchströmen, die Zellen depolarisieren und im Organismus elektrische Spannungen erzeugen. Blutzellen fließen langsamer, chemische Reaktionen laufen anders ab, weil sie durch elektrische Ströme beeinflusst werden. Sie entstehen, wo Gleichstrom fließt, sind aber frequenzlos: statisch. Ihre Intensität und Richtung bleiben unverändert. Bei normalen Stärken sind keine ernsten gesundheitlichen Folgen bekannt.

Die U-Bahn und die Straßenbahn fahren mit 16,7 Hz Gleichstrom, und der Strom wird in Richtung Erde abgelenkt. Dabei können Magnetfeldstärken erreicht werden, die vierzig Mal über dem des Geomagnetfelds liegen.

Eine Gefahr sind Metalle. Sie sind meistens vormagnetisiert und ziehen Magnetfelder an. Der Baubiologe Wolfgang Maes rät, kein Metall in die Nähe des Bettes zu lassen, also keine Bügelbretter, Hanteln, Stahlkleiderbügel und Geldkassetten im Bettkasten unter der Matratze unterzubringen.

Blei zieht zwar Magnetfelder an und lässt zum Beispiel Uhren nachgehen, weil das kleine Bauteil in der Unruh aus Nickel und Stahl gefertigt ist. Andererseits schützt Blei vor ionisierender Strahlung: Beim Röntgen bekommt man eine schwere Bleiweste umgehängt. Und der Körper des russischen Geheimdienstmanns Alexander Litwinenko, der im November 2006 durch Polonium umgebracht wurde (keine Gestalt wie bei Shakespeare, sondern eine hochstrahlende Substanz, von Marie Curie nach ihrem Heimatland Polen benannt), ruht auf dem Londoner Highgate-Friedhof in einem Bleisarg.

Liegt der Mensch für eine Magnetresonanztomographie-Aufnahme in der „Röhre", ist er zwanzig Minuten lang einem starken magnetischen Gleichfeld ausgesetzt, das dem 100.000-Fachen unseres Magnetfelds entspricht. Das hat aber meist keine biologischen Folgen. Bei Affen führte dieser Wert über längere Zeit dazu, dass sich ihr Lernvermögen verschlechterte.[126] Vorsicht aber wieder mit Metallgegenständen: Sie werden unweigerlich angezogen und können zu gefährlichen Geschossen mit tödlichem Effekt werden. Es kann durch induzierte Ströme zu Verbrennungen kommen. Auch auf metallhaltige Tätowierungen muss geachtet werden. Die Ströme durch die Magnetfelder beeinflussen auch die Nerven und das Innenohr, was Übelkeit und Schwindel hervorrufen kann. Torbogensonden auf Flughäfen sind ungefährlich. Sie liegen mit ihrem Tesla-Wert (etwa 5,5 µT) zehn Mal unter dem des Erdmagnetfelds.

Ganz Ohr

Wer hört noch den Herzschlag der Erde? Wir sind Augenmenschen geworden. Schauend saugen wir unsere Umwelt auf, und manchmal saugt sie uns auf: Wir sacken, wir stürzen geradezu hinein. Nach den ersten „geisterhaften" Stimmen aus dem Radioempfänger drangen bald ganze Geisterwelten aus der „Flimmerkiste" ins Wohnzimmer. Heute verschmelzen durch die einen Meter breiten Bildschirme die künstlichen Bildwelten mit unserer wohnzimmerlichen Lebenswelt, und im Kino taumeln wir, die 3-D-Brille auf der Nase, im Raum umher. Auge und angeschlossenes Gehirn lassen sich leicht narren, und wir werden davongetragen.

---

126 Leitgeb, S. 97

Das Auge der Medusa

Der Geist des Menschen spreche durch das Auge, sagte Paracelsus. Der „seelenvolle Blick" trägt Informationen, die ihm aufgeprägt sind. Strahlung ist Energietransport. Das Auge galt schon immer als „Fenster zur Seele". Die Hornhaut erlaubt uns Einblick in lebendiges Gewebe, die Iris. Wir bekommen durch die Gestaltung des Auges im Auge des Gegenüber drei Spiegelbilder von uns zu sehen: Zwei korrekt, das dritte auf dem Kopf stehend.[127] So wird der andere zu unserem Spiegel und wirft uns unsere eigene Projektion zurück.

Das Auge ist konkav geformt, ist eine Linse. So kann es ringsherum sehen. Und was ist Sehen? Ein Akt. Etwas Aktives. Die Welt ist da, und wir sehen die elektromagnetische Strahlung (Licht), die von ihr abgestrahlt wird, doch was wir sehen, bliebe uns gleichwohl im Dunkeln, könnten wir der Welt nicht unsere Wahrnehmung, durch Informationen aus dem Gehirn gefüttert, gleichsam nochmals überstülpen. Die Welt, die wir sehen, ist ein geistiges Konstrukt.

Das „scharfe" Auge tastet die Fläche ab, analysiert, zerschneidet, schickt andauernd Strahlen aus. Etwas anzusehen, ist eine Weise, sich selbst vom Angeschauten zu trennen. Man zerschneidet, man führt eine Trennung ein: Ich, der Beobachter A, sehe mich dem Objekt B gegenüber. Ich fixiere B, definiere es und friere es damit ein.

Das Auge der Medusa verwandelte denjenigen, der sie ansah, zu Stein. Pallas Athene hatte Medusa aus Eifersucht in ein Ungeheuer verwandelt, und Perseus konnte sie nur töten, weil er ihr Abbild im Spiegel seines Schilds betrachtete. Joachim-Ernst Berendt wies darauf hin, dass das Auge im alten China immer dem Männlichen zugeordnet war, Yang. Fotografieren und auch Fil-

---

127 Watson, S. 206

men fängt und friert immer die Vergangenheit ein; beides ist mit dem Tod verwandt. Die Kameralinse der Medusa zeigt uns etwas, das lebt und sich andauernd verändert, erstarrt und im Zustand des Banns verbleibt.

Große Augen mit Tentakeln jagen mit 11.000 km/h in 200 bis 40.000 Kilometern Höhe durchs All, umrunden die Erde in einer Stunde, scheinen aber stillzustehen. Vierundzwanzig Satelliten beäugen für das seit 1995 funktionierende Global Positioning System jeden Quadratmeter der Erde und bedenken ihn mit Mikrowellen, allerdings sind ihre Feldstärken geringer als die irdischer Feststationen. Neuerdings gibt es sogar einen europäischen Telekommunikationssatelliten mit elektrischem Antrieb im All, den Eutelsat 172 B.

Wenn Millionen Menschen gleichzeitig skypen, haben die über 10.000 Himmels-Augen Hochbetrieb. Satellitenhandys überbrücken mit nur einem Watt Leistung tausende Kilometer. Mit den Satelliten kommunizieren auch die Predatoren, das sind acht Meter lange bleistiftdünne Drohnen, die dank Radar und bestem Foto-Equipment auch aus fünf Kilometern Höhe gestochen scharfe Bilder von Menschen auf der Erde liefern, auch über tausende Kilometer.

Im Weltall soll es übrigens mehr Satellitenmüll als Satelliten selbst geben, 600.000 Raketenstufen, Trümmer, Ersatzteile und herumfliegende Werkzeuge. Wolfgang Maes schreibt: „Kaum erscheint der Mensch auf der Bildfläche, gibt es Müll, bergeweise Müll, egal wo, sogar im Orbit."[128]

Ein Hybrid aus Auge und Ohr ist allerdings die Radarantenne, die Strahlen aussendet und deren Echo in seiner Wölbung wieder auffängt.

---

128 Maes, S. 431

Erhöre mich

Das Ohr hat als Symbol „die Muschel, die ihrerseits das weibliche Geschlechtsorgan symbolisiert". Das ist Yin, das Aufnehmen und Empfangen aus der Tiefe, Wahrnehmung als Ganzes. Im kabbalistischen „Buch Bahir" aus dem 12. Jahrhundert wird erklärt, dass das Ohr „ein Abbild des Aleph ist, und das Aleph der Anfang aller Buchstaben, und nicht allein das, sondern Aleph bedingt die Existenz aller Buchstaben, und Aleph ist ein Abbild des Gehirns ..." Rabbi Joseph Gikatilla ergänzte später in seinem Buch „Tore des Lichts" (1270): „Die Kontemplation der allerhöchsten Kether [die unerreichbare Krone der Sephira in der Kabbala] ist möglich nur durch das Hören."[129]

Das Ohr ist das letzte Sinnesorgan, das im Tod seinen Dienst einstellt. Der Sterbende hört noch viel. Wenn ein Muslim stirbt, wird er auf die rechte Seite gelegt, so dass er in Richtung Mekka schaut, und das Glaubensbekenntnis wird sanft gesprochen, damit „er es hört und sich daran erinnert". Dann sagt der Gesandte Allahs, für den Sterbenden solle die Sure Ya-Sin gesprochen werden.[130]

„O Sohn edler Familie, das, was Tod genannt wird, ist nun gekommen ..." Diesen Passus solle man klar erkennbar und mit den Lippen dicht bei dem Ohr des Sterbenden sprechen, um ihn an seine Übung zu erinnern, lehrt das Totenbuch der Tibeter. Nach dem Aufhören des Atmens und vor dem Aufhören des Pulsierens in den Arterien solle man die „Große Befreiung durch Hören" nahe dem Ohr des Toten lesen.[131] Er könnte noch davon profitieren.

Die Satellitenschüssel ist nach dem Ohr geformt. Sie gibt keinen Elektrosmog ab, bleibt passiv und empfängt, was vom Him-

---

129 Joseph Gikatilla, Tore des Lichts, S. 369
130 http://ditib-bonn.de/DITIB_sterbebegleitung.pdf, S. 16
131 Totenbuch der Tibeter, S. 62/65

mel kommt. Das Ohr kann und will sich nicht wehren. Es nimmt etwas auf und muss interpretieren, was es da hört, während das Sehen willkürlich und manipulierbar bleibt. Vielleicht erkläre es sich von daher, meinte ein Autor, dass wir an Videoüberwachungen an öffentlichen Orten längst gewöhnt seien, aber ein Lauschangriff immer noch dem Grundgesetz widerspreche.

In Syrakus auf Sizilien gibt es das „Ohr des Dyonisos", eine riesige Höhle, in der leise gesprochene Sätze verstärkt werden, und eine Wölbung verhilft auch Amphitheatern zu hervorragender Akustik. Leises wird wieder laut, dehnt sich aus, genau konträr zum Brennglas, das Strahlen bündelt und scharf macht. Archimedes soll ebenfalls in Syrakus mittels Spiegeln römische Schiffe in Brand setzen haben wollen, doch gibt es Zweifel an der Stichhaltigkeit dieser Geschichte.

„Der moderne Mensch hört nicht mehr", behauptete Joachim-Ernst Berendt in „Nada Brahma". Alle senden und sprechen unaufhörlich (und achtlos), doch keiner will mehr zuhören – auch Ärzte nicht, die lieber Aufnahmen studieren oder in ihren Monitor blicken, wo sie früher ihr Ohr dem Patienten liehen. Auge und Ohr gehören indessen zusammen – wie Yang und Yin, wie Elektrizität und Magnetismus. Das Auge gebietet über die Schrift und das Lesen sowie das Fernsehen, das Ohr über das Sprechen und das Radio. Auge und Ohr, Schriftliches und Mündliches, bilde eine Einheit wie in der Tora, den fünf Büchern Mose, über die Gershom Scholem schrieb, Moses habe am Sinai die mündliche zugleich mit der schriftlichen Tradition empfangen. „Die mündliche Tradition und das geschriebene Wort ergänzen sich und können nicht ohne einander gedacht werden."

Doch das geschriebene Wort ist vieldeutig und interpretationsbedürftig. „Jedes Wort der Tora hat sechshunderttausend Gesichter oder Eingänge, nach der Zahl der Kinder Israels, die am Berg Sinai standen", erläuterte Scholem. „Jedes Gesicht ist nur einem unter ihnen sichtbar, zugewandt und entschlüsselbar."[132] Man sagt, dass wir in Gesprächen 80% der Interaktion nonverbal und nur den Rest über das konkrete Wort aufnehmen. Andere Sinne leiten uns.

Die Gläubigen baten um Erhörung. „Ja, er hat mir sein Ohr geneigt, sobald ich zu ihm rief." (Ps 116,2) Sie kannten den „Anruf" durch das höchste Wesen. Das Symbol des Rufes als die „Erscheinungsform des Nichtweltlichen" war den Gnostikern bekannt, und Hans Jonas sprach von „Religionen des Rufes".[133]

Denn die Stimme, die man hört, ist unabweisbar. Sie dringt ins Innerste ein. Dein Name wird gerufen, und du folgst. „Schma!" heißt auf Hebräisch „Hör zu!", und die Wurzel des Wortes ist „schem", der Name. Der Niedergang im Hören, meinte Berendt, gehe mit dem Verlust der Religion, mit der Säkularisierung einher. Oder ist es umgekehrt?

Lesen und Hören haben einander immer abgelöst. Erst las man die Streifen der Telegraphie ab, dann kam Guglielmo Marconi mit einem neuen medialen Einfall. Das 20. Jahrhundert beginnt damit, „dass die Telegraphie von Spezialisten gehört wird. Was die überseeische Signaltelegraphie angeht, sind Ohren, wie Marconi schnell findet, die besten Ortungsorgane, ohne jedes Hilfsmittel fein abstimmbar. Niemand konnte besser aus dem Wust von Rauschen und Zirpen der entsprechenden Gerätschaften Morsesignale heraushören ... wie sonst nur der geübteste Musikkenner im vollen Orchesterklang den Tristan-Akkord. Von 1900 an ist es auf allen Weltmeeren das Marconi-Ohr, das Radio hört."[134] Das Titanic-Desaster konnte dadurch jedoch nicht verhindert werden.

Durch Marconis Hilfe konnte Benito Mussolini durch das Radio das italienische Volk bearbeiten, und Radsportfans hörten 1949 atemlos mit, wie Maro Ferretti ausrief: „Ein Mann ist an der Spitze, sein Trikot ist weiß-blau, und sein Name lautet Fausto

---

132 Gershom Scholem, Ursprünge der Kabbalah, 28/68
133 Jonas, Hans: Gnosis. S. 103
134 Wolfgang Hagen, M.G.Y., in: Die Unordnung der Dinge, S. 249/250

Coppi." Gegen Ende seines Lebens soll der Ohrenmensch Marconi an einem Gerät gearbeitet haben, das den Kontakt zu Verstorbenen herstellen würde, und eines Tages wäre die Stimme von Christus am Kreuz auf dem Band.[135]

Dann kam das Fernsehen, dieser Elektrosmog in Form von bewegten Bildern, die von ihm für selbsterklärend gehalten werden. Lästiger gedankenlastiger Begleittext soll sie nicht stören, ihn halten Redakteure wohl für Wortsmog. Die Handy-Gespräche machten dann wieder den SMS- und Twitter-Nachrichten Platz, weil das schnell ging und weniger kostete. Also liest man wieder mehr.

Brummtöne, Zischlaute

Ein Horizontalpendel reagiert auf Erdbebenschwingungen. Es liest sie, spürt sie, hört sie. Ein solches konstruierte Ernst von Rebeur-Paschwitz 1886, als er wissenschaftlicher Assistent in Karlsruhe war (im Jahr, in dem Hertz dort die elektromagnetischen Wellen entdeckte). Im April 1889 wurden zwei horizontal schwingende, entfernt voneinander aufgestellte Pendel gleichzeitig gestört. Sie hatten ferne Schwingungen „gehört" und übernommen, die von einem Erdbeben in Tokio herrührten. Die Schallwellen treffen ein und werden übersetzt.[136]

Ein Ehepaar möchte am liebsten „furtgehen" aus Furtwangen im Schwarzwald; denn seit Jahren hört es einen düsteren Brummton, der beide um den Schlaf bringt und ihren ganzen Körper vibrieren lässt. Alle Leitungen wurden bereits überprüft: nichts. Fachleute diagnostizierten „tieffrequenten Schall", der aus weiten Entfernungen her kommt, alles durchdringt und in Schwingung bringt. Dreißig Brummton-Hörer gibt es laut der Fernseh-„Landesschau" im Südwesten vom Juni 2016 auch in Leinfelden-

---

135 Sconce, S. 61
136 Christian Kassung, Der Untergang der Kursk, in: Die Unordnung der Dinge, S. 144/148/149)

Echterdingen bei Stuttgart. Drei von vier Fällen entziehen sich einer Erklärung.

Das ist ein Phänomen mit Geschichte. Seit 1999 werden Brummtöne auch zwischen Rastatt im Westen am Rhein und Böblingen bei Stuttgart gehört. Es sind anscheinend Töne unterhalb von 20 Hertz, und in beiden Städten gibt es Radaranlagen, die niederfrequente elektrische Wellen ausstrahlen.[137]

Windkraftanlagen, die eine Höhe von 220 Meter erreichen können, senden ebenfalls Niederfrequentes aus: Schallwellen unterhalb von 5 Hertz, den sogenannten Infraschall. Alle paar Sekunden wird ein Infraschallpuls ausgestrahlt, der die Hörschnecke anregt und zu Angstgefühlen führen kann. Da man die Geräusche der riesigen Rotorblätter, die die Energie heranbaggern, nicht deutlich hört, werden sie vom Gesetzgeber auch nicht als schädlich eingestuft. Technik kann ab einer gewissen Größe nicht mehr sanft sein.

Auch nach dem Zweiten Weltkrieg hatten Techniker mysteriöse Geräusche wahrgenommen: in Radaranlagen. Niemand nahm sie ernst, bis 1960 Allan H. Frey, ein Neurowissenschaftler an der Cornell-Universität, mit einem Mann in Kontakt kam, der die Felder der neuen Radargeräte ausmaß. Frey besuchte ihn, stand bald selber im Radarstrahl und hörte es: Der Klang glich einem „Surren, Klicken, Zischen oder Klopfen" und „schien immer aus dem Kopf zu kommen oder direkt hinter ihm zu entspringen, unabhängig davon, wie sich die Person im Radiofeld bewegte".[138] Das Phänomen wurde „Mikrowellen-Höreffekt" oder „Frey-Effekt" getauft. Exakt erklärt wurde er nie. Es gibt die Vermutung, dass der Radiopuls in geringem Maß Gehirngewebe erhitzt, was eine Druckwelle erzeugt, die Nervenenden dazu stimulieren könnte, die genannten Geräusche hören zu lassen.

Sind das nun „echte" Geräusche oder nur Kapriolen des Ge-

---

137 Hellemann, S. 237
138 Proud, S. 111/112

hirns? Auch Tinnitus, dieses manche Menschen andauernd begleitende Brummen oder Zischen in den Ohren, hat keinen externen Auslöser. Ein solcher mag lange zurückliegen, da man zu oft zu laute Rockgruppen „live" gehört hat. Das Gehör hat gelitten.

Geräusche durch Elektrizität werden auch in den Bergen gehört. Ursache ist meist die Entladung statischer Elektrizität. Zwei Studenten spürten am 1. März 1968 auf dem 6266 Meter hohen Gipfel des Chimborazo in Ekuador kleine elektrische Schläge am Körper. Während Graupel fiel, hörten sie „knackende und summende" Geräusche. Ihre Brillen vibrierten, und ihre Haare standen ab. Bei einem Gewitter hörten Wanderer am 21. Juli 1874 auf dem schottischen Pike's Peak ebenfalls ein „Knattern", das fallenden Hagel begleitete. Aus den Felsen drang ein „schnatterndes Geräusch", als ob diese unterirdisch geschüttelt würden.

Auf diesem Berg hörte am 25. Mai 1876 derselbe Beobachter, wie eine Telegrafenlinie an drei Stellen zu singen begann wie Zikaden. Drei Jahre später fühlte er sich im Freien oben auf dem Pike's Peak, als wären seine Glieder eingeschlafen und würden prickelnd erwachen. Die Linie und die metallischen Instrumente brachten Töne hervor, die an einen wütenden Bienenschwarm erinnerten.

Zwei Freunde hörten bei Südwind und Schneefall auf dem rund 1000 Meter hohen Elldyr Fawr wiederum ein Summen, das von einem Pfahl ausging, und drei Jahre zuvor hatte der Berichterstatter in der Zeitschrift „Nature" auf dem Weißhorn erlebt, dass eine Stunde lange die Felsen um sie herum dieses Summen ausstrahlten, das auch auf ihre Äxte übergriff. Derartige Berichte über seltsame Vorkommnisse sammelten Charles Hoy Fort, der Vater der Anomalistik, und William Corliss.

Auf dem höchsten Berg Schottlands, dem Ben Nevis, wird oft das St.-Elmo-Feuer beobachtet, das sich in leuchtenden Zungen auf aufragenden Objekten äußert. Der Zeuge spürt nur ein leichtes Schwingen im Kopf und hört ein helles Zischen, das sich vom Geräusch des Windes und dem Schneefall abhebt.

AC/DC

AC/DC lautet die englische Abkürzung für *alternating current/ direct current*. Die australische Rockband heißt also „Wechselstrom/Gleichstrom", und ihre erste Langspielplatte war 1975 mit „High Voltage" betitelt: Hochspannung. Angus Young spielt seit damals eine explosive Leadgitarre, sein Bruder Malcolm, mittlerweile angeblich an Demenz erkrankt, war Rhythmusgitarrist. Er setzte, ganz passend, als Erster einen Funksender ein, um nicht andauernd über Kabel zu stolpern. Die schottischen Brüder hatten mit „Highway to Hell" einen Welterfolg. Das Video mit dem Song, als sie ihn 2009 in River Plate in Argentinien live spielten, wurde 211 Millionen Mal abgerufen. Das Publikum hüpft zu Tausenden synchron auf und ab, eine Sensation. Das ist Rockmusik: elektrisierend, weil elektrisch.

Daran gemessen, war der Rock'n Roll mit Bill Haley zwanzig Jahre davor eher gemütlich gestartet, doch Rockmusik ist seither ohne die Elektrogitarre nicht zu denken, die Adolph Rickenbacker, Les Paul und Leo Fender zur Bühnenreife entwickelten. 1965 war noch ein wichtiges Jahr mit einem denkwürdigen Datum: Dem 24. Juni, als der junge Bob Dylan, nunmehr ein alter Literatur-Nobelpreisträger, beim Newport Jazz Festival einen Set mit elektrisch verstärkten Instrumenten ablieferte. Zuschauer buhten, und in Manchester rief im selben Jahr ein Zuschauer „Judas!" in die Stille zwischen zwei Songs hinein. Dylan hatte angeblich den politischen und sanften Folk verraten, indem er ihn elektrifiziert hatte. Heute lächelt man darüber.

Hintergrundmusik aus Lautsprechern in Cafés, Schuhgeschäften und Kaufhäusern darf man getrost als tönenden Elektrosmog bewerten. Musik hat aber auch andere Gefahren: Sei es, dass unvorsichtige Fans bei überlauten Konzerten Tinnitus für ihr Leben davontrugen, sei es, dass Gitarristen durch einen Stromschlag verstarben – wie 1972 Les Harvey von den „Stone Crows" und 1976 Keith Relf, ehemals bei den Yardbirds.

Schall ist die Bewegung von Materieteilchen in der Luft. Diese Ausbreitung geht mit 343 Metern pro Sekunde vor sich. Die Schallwellen wirken auf unsere Trommelfelle ein, die dann in bestimmten Frequenzen schwingen. Anschließend werden sie in elektrische Signale verwandelt, die das Gehirn als Töne interpretiert. Elektrische Signale trugen also die Musik, schon Jahrhunderte bevor die deutsche Band „Kraftwerk" mit Ralf Hütter und Florian Schneider 1985 ihr Album „Autobahn" vorlegte. Es galt als das erste Werk des „Elektropop". Elektronische Musik stützte sich vorwiegend auf den Synthesizer und wurde möglich, weil der Transistor die Stromkreise miniaturisieren half.

Wie beim Computer waren die ersten elektronischen Musikinstrumente wahre Monster und mochten an Saurier erinnern. Das erste „Telharmonium" des Amerikaners Thadeus Cahill, das nichts als ein radiotaugliches Piano war, wog sieben Tonnen, das dritte Modell drei Mal so viel: Zwanzig Tonnen. 1920 zeigte der Russe Lev Termen sein „Ätherphone" vor, das „Theremin", das heute noch gespielt wird. Es besteht aus einer horizontalen und einer vertikalen Antenne, und der Spieler greift mit den Händen in die Luft dazwischen und erzeugt zauberhafte „ätherische" Töne.

Solche brachte um 1770 auch die Glasharmonika hervor, und jeder kennt den Effekt, der entsteht, wenn man mit angefeuchtetem Finger die Oberkante eines Glases entlangfährt. Franz Anton Mesmer, der über den Animalistischen Magnetismus nachdachte, und sein Zeitgenosse Benjamin Franklin, der den Blitzableiter einführte, freundeten sich zur selben Zeit mit der Glasharmonika an. Mesmer, der Heiler, baute ein Instrument, in dem verschieden hohe Wasserfüllungen in den Gläsern die Tonleiter wiedergeben half und magisch klang; Franklin, der Ingenieur, ließ den Spieler mittels Fußbetrieb eine Achse rotieren, auf der siebenunddreißig Gläser angeordnet waren, und sein Gerät, das er in den Handel brachte, wirkte im Ton schärfer und metallischer. Franklin traf Mesmer in Paris und lehnte 1784, als er einer Gelehrtenkommission vorstand, dessen Magnetismus immerhin nicht vollständig ab.

Die Tonhöhen der wassergefüllten Gläser berechnete Athanasius Kircher (1602-1680) schon mathematisch. Auch Materie schwingt und reagiert auf Töne. Die Muster im Inneren eines Kristallgitters werden durch Schallwellen fast ebenso leicht gestört wie durch elektrische Energie; manche Kristalle sind natürliche akusto-elektrische Verstärker. Die Kreuzrippe im gotischen Kirchenbau zieht, durch die Strebepfeiler gestützt, die gesamte Spannung auf sich, und diese war derart groß, dass „die Maurergesellen, die unter Leitung von Viollet le Duc arbeiteten, entsetzt davonlaufen wollten, weil der leiseste Schlag auf bestimmte Steine Schallwellen auslöste, wie man sie sonst nur mit gespannten Stahlfedern oder Instrumentensaiten hervorrufen kann".[139]

Elektrische Spannung im Club

1935 baute Laurens Hammond seine erste Orgel, für die 99 Rädchen vor elektrischen Tonabnehmern rotierten. 91 verschiedene Frequenzen konnten zu 253 Millionen Tonkombinationen führen, was der US-Handelsbehörde indes nicht genügte: Sie untersagte dem Konstrukteur, zu behaupten, er könne mit seinem Gerät eine „unendliche Zahl von Tonvariationen" erzeugen. 1939 kam der erste kommerziell produzierte Polyphon-Synthesizer auf den Markt, der „Novachord", und 1941 verblüffte Don Leslie mit seinem „Vibratone", einer Kombination aus Lautsprecher und Ver-

---

139 Charpentier, Louis: Macht und Geheimnis der Templer, S. 190

stärker sowie mit zwei rotierenden Elementen, die Tremolos und Doppler-Effekte garantierten. Bis die Elektronik die populäre Musik vollständig eroberte, dauerte es aber.

Im „Summer of Love" entstand auf Ibiza der tanzbare Musikstil Acid House, dessen prägnante Bässe ein Analogsynthesizer erzeugte, der Roland TB 303, der sich auch gut mit einem Drumcomputer kombinieren ließ. Das schwirrte, zirpte, brummte und pumpte, und Gesang war nicht nötig. Schon 1994 tanzten bei der Berliner Love Parade auf dem Kurfürstendamm 200.000 Raver zur Musik von dreißig mit Soundsystemen bestückten Lastwagen. Heute gibt es zahlreiche Stile, die Techno, Piano House, Hip Hop, Detroit Techno, Getto House oder Trance heißen und in die Kategorie „Electro" gepackt werden. Immer ist der Bass entscheidend, was der Unterschied zur Rockmusik ist, die wenig Bässe aufweist.

Techno war immer ein Weg zur Ekstase. Kurz vor zwei Uhr nachts, bevor sein Club in Manchester schloss, spielte der DJ Laurent Garnier gern den Titel „Someday" von CeCe Rogers. „Und ich kann euch als Tänzer versichern, dass in diesem Augenblick der ganze Club einen Gipfel des Vergnügens erreichte, der nahe am Orgasmus war. … Wenn alle notwendigen Parameter für die Entstehung der richtigen Chemie vorhanden sind, … entsteht eine elektrische Spannung. Ihre Intensität und ihre Entwicklung werden allein von den Vorgaben des DJs bestimmt. Die Musik wird zur Reise."

Garnier bekräftigte: „Ich glaube, dass eine untergründige Verbindung den DJ und die Tänzer vereint, dass, wenn sie sich zusammenfinden, ein Energieaustausch stattfindet. … Zwischen ihnen und mir bestand eine Liebesbeziehung, die ich völlig beherrschte. Die Vibrationen solcher Nächte hinterlassen für immer Spuren in deinem Körper." Da herrsche eine Energie, die man mit Sprache nicht wiedergeben könne: „Eine Vibration, welche die Tänzer ergreift und auf der Tanzfläche alles wegfegt; eine, die lebt, sich bewegt und atmet." Und diese Vibrationen sterben nie, meint der D.J.[140]

Es werden Erinnerungen im Körper erzeugt, die wieder hervorgeholt werden können, wie Dan Cohen mit seinem Projekt „Music & Memory" bewies. Musik kann Erinnerungen „antriggern" und Emotionen wecken. In dem Film „Alive Inside" von Michael Rossato-Bennett (2014) sieht man vermeintlich hoffnungslos erloschene Demenzkranke wieder Emotionen äußern, wenn sie über Kopfhörer ihre persönliche Hitliste durchhören dürfen. Wie elektrisiert wirken sie, und sie singen mit, summen mit, dirigieren mit.

Die gemeinsame Ekstase hunderttausender Tänzer nährte vor zehn Jahren den Traum einer „House-Nation" als „einigendes Banner für alle Clans der elektronischen Musik", was aber, wie Jeff Mills meinte, ein DJ des Detroit-Techno, ein frommer Wunsch geblieben sei. „Heute machen die Leute Musik, ohne sich nur im Geringsten kreativ zu engagieren. Der Computer macht alles für sie. Das wird Techno umbringen."

Eine enorme Masse an Musik wartet auf den Konsumenten. 1000 Dubstep-Tracks werden (2013) täglich auf *soundCloud* geladen, und *last.fm* hat 65 Millionen Songs im Repertoire. Ein Musikkritiker bräuchte mehrere Leben, um die Musik allein einer Woche anzuhören und zu rezensieren. Die Kanäle sind voll. Die Medien haben mehr als genug zu tun.

Medium

„Medium" hieß eine US-amerikanische Mystery-Serie, die zwischen 2004 und 2011 lief. Patricia Arquette spielte eine Frau, die Familie hatte, einen alten Volvo fuhr und zwischen der Geisterwelt und der unsrigen vermittelte – als Medium, ohne das keine

---

140 Laurent Garnier, Elektroschock, S. 28/37/208/283

Kommunikation möglich ist. Wo Aristoteles schrieb, „so dass es notwendig ein Dazwischen geben muss", übersetzte Thomas von Aquin: „Indessen ist das Medium eine Notwendigkeit."[141] So kam das Medium in die Welt, das die Luft oder der Äther – als Übertragungssubstanz – sein kann, die Elektrizität, ein Mensch, eine journalistische Vermittlungsinstanz oder ein passendes Gerät. Medium kann vieles sein, und schon Leibniz kritisierte Ende des 17. Jahrhunderts, Medien seien ständig in der Gefahr, je nach Bedarf so eingesetzt zu werden, dass sie einen Sachverhalt erklären, der sonst wie ein Wunder erscheine.

Marshall McLuhans Frohe Botschaft

Die Elektrizität und das Licht, die als Medium gelten, sind das Wunder, das sie erklären sollen. Sie gestatten, was der Konsument wünscht: „überall shoppen" und „unendlich und grenzenlos surfen und streamen", wenn möglich noch gratis. „Gegenwart, Vergangenheit und Zukunft verschmelzen im elektrischen Jetzt", schrieb der US-Medientheoretiker Marshall McLuhan (1911-1980). Elektrizität ermöglichte eine Beschleunigung in allen Lebensbereichen bis hin zum rasenden Stillstand. Bewegung und Zukunft sind die Zauberwörter der westlichen Gesellschaft, und da Bewegung auch seelisch sein kann, werben Firmen gern mit dem Slogan: „Wir bewegen Sie." E-motionen werden versprochen, und Kommas stören diesen reißenden Strom der Begeisterung nur, werden in Texten darum nur noch zaghaft eingestreut. Und muss ein Satz enden, so endet er mit einem Ausrufungszeichen, und noch besser, als Event: mit dreien!!!

McLuhan vermerkte, es komme zu einer „Aufhebung der Kausalität des Nacheinander, von Aktion und Reaktion, also zu einer Umwertung des Denkens, zweitens zur Gleichzeitigkeit von Ge-

---

141 Sprenger, S. 40/416/409

stalten und drittens zur Neuordnung der Sinnesstrukturen." Er ist ja durch sein Wort „Das Medium ist die Botschaft" bekannt geworden – „the medium is the message". Elektrizität teile zunächst sich selbst mit und sei in dem Sinne Botschaft. Sie gehe insofern über alle anderen Medien hinaus. Übertragen wird Information und nicht etwas Materielles. (Norbert Wiener, der die Kybernetik begründete, meinte indessen in „Gott und Golem", einen Menschen über eine Telegrafenleitung zu verschicken, sei vielleicht unpraktikabel und unmachbar, solange wir existierten, aber völlig undenkbar sei es nicht.)

McLuhan erklärte, die Telekommunikationsmedien seien eine „Ausdehnung des menschlichen Nervensystems", und ein Zeitalter komme auf, in dem sich zunehmend jede „Referenzialität" auflöse. Wer einen Artikel kommentiert, bezieht sich auf ihn und die Fakten darin; sie sind die „Referenz", die Resonanz auslöst. Literatur hat keine Referenz in der Außenwelt, denn sie erfindet. Die heutigen „Kommentatoren" monologisieren oft, sie sprechen von sich; worauf sie sich beziehen, wird nicht klar. Das „da draußen" wird nur mehr durch vielfältige Schleier sichtbar, zudem werden neue Textebenen eingeführt, und Links führen zu weiteren Links und in die Unendlichkeit.

Über den kommunizierenden Menschen sagt McLuhan: „Sein fleischlicher Körper, der allein die Sakramente empfangen kann, verliert sich in der Weite der Ausdehnung." Die Ablösung des Geistes vom Körper sei schon bei der Telegraphie beschrieben worden – mit Abwesenden zu sprechen oder „körperlose" Stimmen zu vernehmen (wie wir am Flughafen und in der Endlosschleife der Call-Center), war damals noch eine verstörende Erfahrung. „Diese Entkörperlichung", meint McLuhan, „ermöglicht den Zugang zu einer Sphäre des Geistes, die zuvor nur nach dem Tod erreichbar war."

Sagte nicht Alexander Kluge, der „Cyber" sei ein „spiritueller Raum"? McLuhan behauptet: „Weil der Mensch ganz und gar in seiner Extension aufgeht, verliert er die Religion." Wir bezeugen uns gegenseitig unsere Existenz, indem wir kommunizieren, und brauchen Ihn, von dem es früher hieß, dass er alles sehe, nicht mehr. Aber vielleicht kommunizieren wir auch so ausgiebig, weil es uns nach Zeugen für unser alltägliches Treiben verlangt, aber Gott nicht mehr da ist, der früher alles sah. Ernst Cassirer meinte ohnehin, der Mensch habe nicht mehr wie das Tier den unmittelbaren Bezug zur Wirklichkeit: „Statt mit den Dingen selbst umzugehen, unterhält sich der Mensch in gewissem Sinne andauernd mit sich selbst."[142]

Aber Schreiben und Telefonieren ist noch nicht lebendiges Gespräch. Man wird den Eindruck nicht los, dass im Volk eine geheime Sprachlust herrscht, die durch die „social media" nur unzureichend befriedigt wird. Für Plaudereien ist nicht genug Zeit, alle haben es eilig; und wenn man einmal ein Gespräch anfängt, brechen gleich die Dämme, wird man schier überflutet von einem Wortschwall. Das lebendige Gespräch von Angesicht zu Angesicht ist wie erfrischendes fließendes Wasser, wie ein Heiliger Geist im Alltag.

Papst Franziskus nannte zum Weltmedientag 2014 das Internet ein „Geschenk Gottes", und zwei Jahre später sagte er den Jungen in einer Videobotschaft: „Leute, wie oft passiert es auch mir, dass ich Freunde anrufen will, aber das klappt nicht, weil das Handy nicht funktioniert. Es gibt ja Orte, wo ein Handy kein Netz anzeigt... Nun denn, erinnert euch daran: Wenn in eurem Leben Jesus fehlt, dann ist es genauso wie mit dem fehlenden Handy-Empfang! Man kann nicht sprechen und verschließt sich." Mit solchem Sprachgebrauch bekommt der Kleriker Kontakt zu jungen Menschen, führt aber unter der Hand (den scheinbar allwissenden, jedoch machtlosen) „Gott Google" ein.

---

142 Cassirer, Was ist der Mensch?, S. 39

Nur ein Katholik könne Medientheoretiker sein, hielt McLuhan fest. Seine Menschheitsgeschichte lautete so: „Im Anfang war das Wort und der paradiesische Zustand der oralen Taktilität, unterbrochen durch die zerstörerische, abstrahierende Visualität des Buchstabens und des Buchdrucks, die letztlich von der messianischen Elektrizität abgelöst wird, welche die verlorene Ganzheitlichkeit wieder herstellt." Es sei die biblische Folge von Paradies, Sündenfall und Erlösung oder den Zeitaltern des Vaters, des Sohnes und des Heiligen Geistes. (Wir denken wieder an Marconi: Die Wellen treten ein wie der Heilige Geist.)

In der Gleichzeitigkeit der Elektrizität gibt es keine Unterscheidung in Vorher und Nachher und deshalb auch keine Geschichte mehr.[143] Die „Events" und Geschehnisse folgen so dicht aufeinander, von den Medien aufgebläht, dass sie einander auslöschen und nicht mehr verortet werden können. Es breitet sich mit der zunehmenden Strahlung eine neue Formlosigkeit aus, was man an Spielfilmen sieht, die immer länger werden und Stringenz vermissen lassen.

Nähe und Abstand

Im internationalen Fußballgeschäft hält sich die Erinnerung an denkwürdige Spiele allenfalls ein paar Wochen. Die Medienwelt verlangt die höchste Achtsamkeit auf das „Hier und Jetzt", und nach dem Spiel ist vor dem Spiel. Fernsehberichte stellen Phänomene dar, ohne deren Vergangenheit Revue passieren zu lassen, was früher undenkbar gewesen wäre. Die Zeit schnurrt zum Jetzt zusammen und hält sich ein Fenster in die Zukunft offen, und obendrein verschwimmen Nah und Fern zu einem unklaren Ding.

Der Philosoph Martin Heidegger nannte einen Vortrag, den er 1950 in München hielt, auch „Das Ding", und er fragte: „Was ist

---

143 Sprenger, S. 456

die Nähe, wenn sie, trotz der Verringerung der längsten Strecken auf die kürzesten Abstände, ausbleibt? Was ist die Nähe, wenn sie durch das rastlose Beseitigen der Entfernungen sogar abgewehrt wird? Was ist die Nähe, wenn mit ihrem Ausbleiben auch die Ferne wegbleibt? Was geht da vor sich, wenn durch das Beseitigen der großen Entfernungen alles gleich fern und gleich nahe steht? Was ist dieses Gleichförmige, worin alles weder fern noch nahe, gleichsam ohne Abstand ist? Alles wird in das gleichförmig Abstandslose zusammengeschwemmt. Wie? Ist das Zusammenrücken in das Abstandlose nicht noch unheimlicher als ein Auseinanderplatzen von allem?"[144]

Das demonstrierte schön das französische Fernsehen. Die Fahrzeiten der Schnellzüge nach Paris verkürzten sich im Frühjahr 2017 dramatisch, und in einem Clip sah man, wie die Karte des Landes zusammenschrumpfte, und eines Tages, argwöhnten die Autoren halb im Scherz, werde Frankreich zu einem Punkt geworden sein, der Paris heiße. Alles soll ja immer schneller (und dabei besser) werden, unausgesprochen wird daran gearbeitet, und Endziel dieser Entwicklung könnte ein Ineinanderstürzen von allem in ein Schwarzes Loch sein, Abbild der spirituellen Leere dieser Gesellschaft.

Jedes Jahr werden viele Millionen Menschen in die Luft gejagt und woanders wieder zur Landung gebracht; dann wieder zurück. Sie überqueren Kontinente und fallen in Metropolen ein mit den auffälligsten Folgen, dass viel Kerosin und Geld verbraucht wird. Der Körper wird im Flug genauso acht- und hemmungslos verschickt wie beim Internet das Bewusstsein. Eins bleibt immer auf der Strecke. Die Anwesenheit des Körpers bedeutet nichts mehr. Der Geist dessen, der ins Smartphone starrt, ist genauso woanders wie der Geist des Touristen, der nicht richtig „mitgekommen" ist, weil ignorant oder einfach überlastet. Der Aufenthalt in

---

144 Martin Heidegger, Vorträge, Aufsätze, S. 158

ELEKTROSMOG

einem anderen Land hinterlässt bei ihnen ebensowenig Spuren wie drei Stunden im Internet beim Surfer. Unser Gehirn ist für solchen „overload" in derart kurzer Zeit nicht gemacht. Es schützt sich durch Nichtspeichern und Löschen.

Berührungen gelten dem Display und der Tastatur. Die Mitfahrer in der Bahn, die versonnen auf ihre Smartphones blicken, haben durch ihre „Extension" laut McLuhan keine Religion mehr, aber sie wirken, als erwarteten sie minütlich die Frohe Botschaft. Nur ein geheimer Katholik kann vielleicht Mediennutzer sein. Er ist eine Seele in Erwartung.

Aber vielleicht bedeutet die Fixierung auf das Display mehr. Kühne Denker wie Karl Pribram und Ervin Laszlo haben spekuliert, das Gehirn könne nur ein Empfänger von Wissen unserer „höheren Körper" sein, und das ultimative Speichermedium wäre Das Feld, das sogenannte *Nullpunkt-Feld* (Zero Point Field), in dem Menschheitswissen aufgehoben sein könne wie im Internet und in der „Cloud". Wenn alle unsere kognitiven Prozesse und kreativen Höhenflüge einem Wechselspiel mit dem großen Feld entsprängen, wären wir tatsächlich Wesen, die ständig, ohne es zu wissen, mit einer höheren Wesenheit kommunizieren.[145]

Doch das „smarte" Phone verurteilt unseren Geist zur Untätigkeit. Er koppelt sich an vorhandene Netze an und folgt vorgegebenen Handlungsanweisungen. So verkümmern das abstrakte Denken und der Sinn für Ironie. Die Sprache, der Mythos und die Kunst hatten eine Synthese aus Welt und Geist zuwege gebracht; die Schaffung von Symbolen war „Ausdruck der Macht über die sinnliche Welt", heißt es in einem Aufsatz über Ernst Cassirer, der darauf hinwies, dass geistige Schöpfungen eigenständig sein konnten, eigene Welten. Nun aber folgen wir der Simulation. Phones mit räumlicher (3-D-)Darstellung werden der nächste Schritt sein. Wir lassen uns in Welten hineinziehen, die nicht die unsri-

---

145 McTaggart, S. 95

gen sind. Wir nehmen nur noch wahr, die Phantasie ist nicht mehr gefordert. Der Geist meldet sich ab.

Auch unser körperliches Hiersein wird uns fremd. Das Haften am Display hat schon vielen jungen Menschen das Leben gekostet; wer sich körperlos fühlt, vergisst, wo er ist, sieht nicht die Straßenbahn kommen und wird manchmal nichtsahnend seines Körpers beraubt. Jungen Menschen kommt das Gefühl für ihren Körper abhanden. Sie bewegen sich kaum mehr – ihr Geist ist unterwegs.

Manche Kinder können nicht mehr auf einem Bein stehen und schaffen keinen Purzelbaum mehr. Zwischen dem dritten und dem zehnten Lebensjahr entsteht das motorische Gedächtnis. Nun sind schon über 20% der Kinder motorisch gestört. 60% können nicht richtig schwimmen. Abhilfe schafft immer das Radfahren, das den Gleichgewichtssinn schult, einem die Landschaft und etwas wie Schweiß auf der Stirn und den Wind auf der Haut erleben lässt. Der französische Anthropologe Marc Augé äußerte in seinem Buch „Lob des Fahrrads" die Hoffnung, es könne neue Beziehungen stiften und den Wert eines Lächelns erkennen lassen, da ja viele mit „Phantomen" im Gespräch seien, die allerdings nicht Fahrrad führen.

Manche Absender von Netzbotschaften sind wirkliche Phantome. Sie gehören zu den in Millionenstärke erfundenen Facebook-Usern, die unter der Ägide von dubiosen Firmen angebliche Behauptungen streuen, um Politiker, Projekte oder Initiativen zu „pushen". Andere User maskieren sich und chatten unter falscher Identität. Das erinnert an Loki aus dem germanischen Mythos, der sich immer in andere Wesen verwandelte, um Böses zu schaffen. Alles ist manipulierbar, und ein einzelner frustrierter und böswilliger Mensch kann eine Menge Unheil anrichten, ohne seine Deckung verlassen zu müssen.

Deshalb müssen immer neue Sicherungen eingebaut werden, da es beim Online-Banking und im Internet-Handel um Geld geht. Der Nutzer trägt zehn Karten bei sich und hat sich an geheimen

Orten Passwörter und Zugangsdaten aufnotiert, und er ist nicht unähnlich dem Beschließer im Gefängnis, der zwanzig Schlüssel am Schlüsselring baumeln hat.

Diese Begleiterscheinungen verstellen einem leicht den Blick auf das große Ganze. Das Wissen der Welt wird allen gratis nutzbar gemacht – auch wenn die Menschheit durch Wikipedia gefährlich faktenverstrahlt wird. Sie ist jedoch untereinander verbunden, wie sie es nie in ihrer Geschichte war. Es gibt keinen Weg zurück.

Die gegenwärtige Phase – das Internet ist gerade vierzig Jahre alt – hat ihre Kinderkrankheiten und Auswüchse, aber all das wird sich in den nächsten hundert Jahren stabilisieren und normalisieren. Die Frage ist nur: Bleibt uns noch so viel Zeit auf der Erde?

Erfindungen des Teufels

Es herrscht die kollektive Trance, ein Grabschen im Nebel nach bruchstückhaften Botschaften, die umzingelt sind von Armeen von Informationen, hinter denen sich weitere Heere verbergen. Und die Nutzer nehmen derweil etwas Automatenhaftes an. Sie tippen und wischen wie besessen. Man könnte in Anlehnung an den Spruch „Die Henne ist nur die Strategie des Eis, ein weiteres Ei zu erzeugen" sagen, die Information benutze den Menschen, um von einem Gerät zum anderen zu gelangen.

Die iPhones und Smartphones sind meist schwarz – und erinnern darin an den Raben, der Gegenpol zur reinen, liebesbewegten Taube. Der Rabe der Zerstreuung mit seinem hohlen Krächzen ist das Tier der dunklen Seite, der „Sitra ahra" der Kabbala, steht für Krieg und Sturm, aber auch für Leidenschaft, Sünde und verborgene Weisheit. Ihm ist die schwarze Venus zugeordnet, die „Venus Illegittima", die Venus der Perversionen.[146]

Es ist schwer, über die Smartphone-Manie etwas Neues, Ori-

---

146 Thomas Karlsson, Kabbalah … S. 105

ginelles zu schreiben, was noch nicht bereits woanders in Druck gebracht wurde. Vielleicht das: In der Frühzeit der mobilen Telefone gab ihr Besitz Renommee. Man legte es demonstrativ neben dem Autoschlüssel auf den Tisch. Voilà. Ich bin auf der Höhe der Zeit. Heute, da nahezu jeder erwachsene Mensch ein Smartphone sein eigen nennt, ist diese Freude dahin. Doch das Gerät gibt einem eine Daseinsberechtigung.

Ich sitze nicht nutzlos herum; ich bin mit etwas beschäftigt. Niemand wird mich behelligen, da ich an etwas „arbeite" (so wie Robert Musil, der österreichische Romancier, über das Rauchen sagte, es gebe einem die Illusion, etwas zu tun, wo man nichts tue). Das haben Smartphone-User mit Hundebesitzern gemeinsam. Der Hundebesitzer muss mit seinem Freund Gassi gehen; er geht nicht „sinnlos" spazieren und betrachtet müßig die Natur. Der Mensch der Neuzeit will tätig sein und als Tätiger gesehen werden; das Smartphone gibt ihm die Aura des Beschäftigten und somit Sinn. (Man könnte aber auch ein Buch lesen. Doch das hat schon wieder etwas Müßiges, ist die Beschäftigung mit Gestrigem. Ein Buch kann nicht aktuell sein. Jetztjetztjetzt. Was ist jetzt los? Was sind die News?)

Vielleicht sind die „social media" und das ganze Internet Erfindungen, die uns Göttervater Zeus geschickt hat, nachdem sich der Mensch sogar mit Pandoras „Gaben" arrangiert. „Kirche in Not", eine fundamentalistisch geprägte Stiftung und ein „Hilfswerk päpstlichen Rechts", weiß mehr: „Der Teufel und seine bösen Geister versuchen dagegen, den Menschen vom Wesentlichen und Wichtigen in seinem Leben abzulenken ... So vergeudet der Mensch kostbare Lebenszeit, trifft Fehlentscheidungen, gerät auf Abwege und Irrwege und verrennt sich in Sackgassen." Der Teufel könne sich als ein „Engel des Lichts" verkleiden. „Gerne vermischt er dazu Gutes und Wahres mit Bösem und Falschem, so dass der Mensch schließlich doch in die Irre geführt wird, wenn er nicht wachsam genug ist."

Verschiedene Kreise versteigen sich zu religiösen Metaphern. Mittlerweile hat sich die Diskussion etwas versachlicht. Doch dann findet wieder ein Treffen statt, und die Flugschrift „Mobilfunk – die verschwiegene Gefahr" ist zu erwerben, in der für eine „Anti-Genozid-Bewegung" aus Göppingen der Autor schreibt, es sei „bisher noch nicht gelungen, den versteckten Mord an unserem Volk aufzudecken und zu stoppen". Betroffen teilt der Urheber mit: „Das Ausmaß der Schädigungen, die durch diese Technologie verursacht werden, hat mich zutiefst geschockt. Fast jeder Bürger ist davon – bewusst oder unbewusst – betroffen!"

Ulrich Weiner, der Märtyrer des Elektrosmogs, schrieb Pfingsten 2015 an seine „Freunde und Mitstreiter": „Mit der Auferstehung Jesu an Ostern beginnt der Neuanfang in dieser zu Ende gehenden Gesellschaft. … Was teuflisch/menschlich versucht wird mit digitaler Technik zu vernetzen, hat Gott längst in vollendeter Form durch seinen Geist gegeben: ein direktes ‚Kommunikationsmittel', welches einen direkten Zugang zu jeder göttlichen Weisheit hat." Das ist Endzeitdenken und echt christliche Mystik, Kontrapunkt und Rettungsanker im Meer der Strahlung. Vielleicht ist der wahre Mobilfunkgegner nur als Katholik denkbar.

Dennoch: Er – der Mensch – vermeint sich unterwegs zur Utopie des globalen Dorfs, während er allmählich vereinsamt. 30% der Deutschen sind „Singles", also ohne Partner. 38% aller Ehen werden geschieden. Die Leidtragenden sind die Kinder, die oft eine neue Form der Vernachlässigung erleben: Mutti oder Vati haben mit ihrem iPhone zu tun. Was tun? Den Kindern ebenfalls ein iPhone schenken, dann ist die Familie vereint, wie sie es früher vor dem Fernsehgerät war.

Vereint sein und dennoch sich als Individuum begreifen – vielleicht leistet das Smartphone diese Quadratur des Kreises. Der Mensch will und muss sich einerseits abheben, distanzieren, individualisieren. Das ist der männliche Trieb, sozusagen die Elektrizität, und ihm entspricht die westliche Vorstellung eines persönlichen Gottes als meines anderen, höheren Ichs. Doch gleichzeitig will der Mensch auch dazugehören, verschmelzen, verfließen, für andere dasein und sich aufopfern: Der weibliche Weg, der an den Magnetismus erinnert und an östliche Vorstellungen wie Nirvana und Tao, in denen man aufzugehen vermag. Einsam mit dem allen gemeinsamen Netz verbunden zu sein – das sehen wir heute, das ist eine Lösung.

Der Philosophieprofessor Jacob Needleman fragte in seinen Kursen, wer sich „grundsätzlich einsam" fühle. Fast alle hoben die Hand. Ein Nigerianer erklärte, im „Westen" habe er erst erfahren, was Einsamkeit bedeute, wofür es in seinem Heimatdialekt nicht einmal ein Wort gäbe. Beschrieben hat das Larry Dossey in seinem Buch „One Mind – Alles ist mit allem verbunden."[147]

One Mind: ein Geist. Das Monopol triumphiert; statt Vielfalt die Vervielfältigung des Einen, das wie ein Lawine zu Tal rollt und alles niederwalzt. Auch Feuer-Metaphern bieten sich an: Wie ein Flächenbrand verbreiten sich Nachrichten, wie ein Lauffeuer Gerüchte. Alle werden angesteckt, werden elektrisch infiziert. Die totale Kommunikation führt zu totalitären Auswüchsen. Vergleichsportale gliedern die Welt in Sieger und Verlierer, alles wird erbarmungslos bewertet und klassifiziert Verlage, heben hervor, dass der Autor (die Autorin) bisher nur Bestseller fabriziert habe; und so wird, was groß ist, immer größer, und die Reichen werden immer reicher. The Winner takes it all. Individuelle Millionäre werden im Jahr 2021 erstmals mehr als die Hälfte des Weltvermögens besitzen.

Mit fast mathematischer Zwangsläufigkeit geht das vor sich. Das Talent, das in der Parabel des Neuen Testaments der arme Mann vergrub, schlägt der darob verärgerte Unternehmer dem

---

147 Larry Dossey, One Mind, S. 297

zu, der seine Talente durch kluge Spekulation verdoppelte. „Hat man viel, so wird man bald", dichtete Heinrich Heine, „noch viel mehr dazubekommen. / Wer nur wenig hat, dem wird / Auch das wenige genommen."

Auch die Wut vervielfacht sich im Internet. Der „Shitstorm" der Selbstgerechten überrollt dich und kann dich deine Existenz und die psychische Gesundheit kosten, weil dir ein dummer Tweet unterlaufen ist. Alles wuchert schier unbegrenzt wie Krebs, die Krankheit dieser Zivilisation. Goethe am 7. Juni 1825 an Zelter: „Alles ist jetzt ultra … Junge Leute werden viel zu früh aufgeregt und dann in diesem Zeitstrudel fortgerissen; Reichtum und Schnelligkeit ist es, was die Welt bewundert und wonach jeder strebt."[148]

Aber Satan ist smart. Im Buch Hiob deutet er gegenüber dem Schöpfer an, Hiob habe ja alles, was man sich wünsche und könne leicht fromm sein. „Aber strecke einmal deine Hand aus und taste alles, was sein ist, an! Ob er dir dann nicht ins Angesicht flucht?" (1,11, S. 956) Gott spielt das Spiel mit und prüft Hiob. – „Schaff ihnen Mittel, mit denen sie allwissend werden und andauernd miteinander verkehren können; und sie vergessen dich", könnte Satan gesagt haben (weil er McLuhan gelesen hat).

In einem Forschungsbericht über Computerliteratur hielt John Burris fest, dass „Bezugnahmen auf den Teufel und Dämonen viel zu häufig sind, um noch als zufällig zu gelten" – und dass sie Ausdruck von „Unbehagen" seien. Da ist womöglich eine unterirdische, nicht fassbare Kraft angezapft worden, die uns über den Kopf zu wachsen droht. Ohne dass wir es wissen, ist ein Duell im Gang.

Franz Kafka ahnte da etwas und schrieb 1922 in einem Brief an Milena: „Geschriebene Küsse kommen nicht an ihren Ort, sondern werden von den Gespenstern auf dem Wege ausgetrun-

---

148 Zit. von Löwith, S. 405

ken. Durch diese reichliche Nahrung vermehren sie sich ja so unerhört. Die Menschheit fühlt das und kämpft dagegen, sie hat, um möglichst das Gespenstische zwischen den Menschen auszuschalten, und den natürlichen Verkehr, den Frieden der Seelen zu erreichen, die Eisenbahn, das Auto, den Aeroplan erfunden, aber es hilft nichts mehr; es sind offenbar Erfindungen, die schon im Absturz gemacht werden, die Gegenseite ist soviel ruhiger und stärker, sie hat nach der Post den Telegraphen erfunden, das Telephon, die Funkentelegraphie. Die Geister werden nicht verhungern, aber wir werden zugrunde gehen."[149]

Hohe Vibration

Bill O'Neill, ein Medium und Radioamateur, saß im Frühwinter 1980 in seinem Mini-Labor, eingekesselt von elektronischem Gerät, und beschoss durch zwei Oszillatoren sein kleines Aquarium mit unterschiedlichen Frequenzen. Plötzlich nahm er Bewegungen unter den Fischen wahr, die nicht von ihnen stammten. Er lagerte die Fische aus und begann von neuem, und dann sah O'Neill etwas, was er nicht glauben konnte: Einige der Drehungen im Wasser nahmen Formen an. Er erblickte eine Mini-Hand, den Teil eines Arms, sogar den Teil eines Kopfes mit langem Haar. Der Experimentator gab verstört auf und ging zum Psychiater.[150]

Die Oszillatoren erschufen nicht diese Körperteile, sondern machten sie sichtbar. Da waren unsichtbare Felder vorhanden, die durch die Strahlen, die sich erst am Wasser brachen und dann an den Formen, wie das Licht uns Dinge zur Anwesenheit bringt.

---

149 In: Sprenger, S. 335/336
150 Brad Steiger, The Ghost of 29 Megacycles, S. 76-78

Was schwingt, lebt

In Séancen wurden in der Vergangenheit oft Verstorbene materialisiert. Sie, die für uns unsichtbar sind, kleideten sich in eine Substanz ein, die aus dem Medium kommt, dem flauschigen „Ektoplasma" – und konnten gesehen werden. Ein Feld hoher Schwingung begab sich unter Materie und verlieh ihr seine Form, und man kann die Erregung beim intimen Treffen mit verstorbenen Verwandten nicht besser schildern, als es Tom Harrison in „Leben nach dem Tod: der schlüssige Beweis" und Louie Harris in „Alec Harris" getan haben. Die Informationen sind da und werden – hier durch eine konkrete Schwingung – zum Leben erweckt.

Einen Film auf altertümliche Art „analog" auf eine Leinwand zu projizieren, ist nichts anderes als das Abspielen „eingefrorener" Bilder, sechsunddreißig pro Sekunde. Diese „Frequenz" zeigt uns einen Film in normaler Zeit; weniger Bilder pro Zeiteinheit führen zu Zeitlupe, mehr Bilder zum Zeitraffer, der die Zeit verschlingt. Film ist ja ein geisterhaftes Medium, denn er zeigt uns Bilder, die in der Vergangenheit aufgenommen wurden, und die Akteure leben vielleicht schon nicht mehr.

Verwerfungen treten bei der Bewegung im Film auf, wenn etwa die Speichen einer Kutsche im Western stillzustehen oder sich langsam rückwärts zu drehen scheinen, obwohl wir ein schnelles Gefährt sehen. Da ist die Rotation außer Phase geraten.

Dreht sich etwas ungeheuer schnell, wie etwa ein Ventilator, sehen wir keine Blätter mehr. In Jenseits-Publikationen hört man immer wieder, die Verstorbenen wiesen eine höhere Frequenz auf; wenn sie mit uns verkehren wollen, müssten sie ihre Frequenz drosseln oder wir die unsere erhöhen. Wenn man auf dem Klavier ein C anschlägt, schwingt die entsprechende Saite mit 264 Hertz, und es schwingt dabei mit die achte Saite, die Oktave: mit dem doppelten Wert, 528 Hertz.

In der hermetischen Philosophie wird Gott zur höchsten Schwingung. Ohne Vorbereitung könnten wir das Eindringen in die hohen Geistregionen nicht überleben; die gewaltige kosmische Liebe würde uns verbrennen. Sie würde wie Starkstrom wirken. Die Materie nimmt die niedrigste Schwingungsebene ein.

Aber Reglosigkeit ist Illusion: „Nichts ist in Ruhe, alles bewegt sich, alles ist in Schwingung", steht bei Hermes Trismegistos. Eine Erhöhung der Schwingung, worum es bei der Alchemie geht, führt zur einer qualitativen Veränderung. Aus Quecksilber könnte also Gold werden. Man könnte das Absolute, wie Itzhak Bentov meinte, als einen Zustand bezeichnen, bei dem „die Wellen so winzig sind und ihre Frequenz so hoch ist, dass sie unsichtbar sind" – ein „hochenergetisches Kraftpotenzial plus Intelligenz".

Wir haben daran teil. Auch unser Körper besitzt mitschwingende weitere Körper, die wir in der Aufeinanderfolge der Frequenz den „Energiekörper", den „Astralkörper" und den „Mentalkörper" nennen. Je höher die Ebene, desto näher dem Absoluten, und desto schwerer wird es, den Kontakt zu ihr herzustellen.[151]

Radiostationen senden auf Hunderten verschiedener Frequenzen und Bänder. Wenn wir eine auswählen, heißt das nicht, dass die anderen verschwunden sind. Die schier unendliche Zahl von Frequenzen im elektromagnetischen Spektrum verweist auf die schier unendliche Zahl von Dimensionen in den außerkörperlichen Schichten, die hinter unserer Existenz liegen und wiederum in Zonen und Distrikte aufgeteilt sind.[152]

Auch Atome und Moleküle haben ihre eigenen Frequenzen, die durch Übergänge in der Elektronenhülle sowie Schwingungen und Rotationen von Molekülteilen zustande kommen. Angeregte Moleküle können die Energie weitergeben und reagieren. Die passende Resonanzfrequenz ist eine Voraussetzung für Reaktionen. Wir schwingen. Alles schwingt.

---

151 Bentov, S. 86/102
152 Gustus, S. 40

ELEKTROSMOG

Der Große Speicher

Alles, was wir sehen, sehen wir ja durch das Licht, das die Materie umspült. Licht hilft, Szenen „einzufrieren" und sie wieder „aufzutauen": Wenn wir unsere Fotos anschauen. Filme in 3-D und die „Virtual Reality" sind nichts als in Strahlen gepackte Informationen, die über die Brille räumliche Eindrücke vorgaukeln. Ist vielleicht alles, was jemals geschah, irgendwo gespeichert – in einer höheren Dimension, die hunderttausend Mal mehr Speicherkapazität hätte als alle unsere Clouds und Internet-Computer zusammen? Man kann sie die fünfte Dimension nennen oder das große Hologramm, denn holografisch werden ganze Szenen mit Strahlen so kodiert, dass sie „live" wiedererstehen könnten.

1931 materialisierte sich oberhalb der überlasteten Turbine eines Kraftwerks plötzlich eine geschmückte Frau, liegend auf einer Couch. Brad Steiger schrieb dazu: „Wenn alles Schwingung ist, und wenn wir mit einer bestimmten Frequenz schwingen, die uns zu dem macht, was wir sind, … dann könnten wir selbst durch eine geringe Veränderung unserer Schwingung mit unserer Zivilisation außer Phase geraten und vorwärts oder rückwärts in der Zeit bewegt werden."[153] Das Phänomen, potenziell alle Szenen der Erdgeschichte mitsamt den Wegen der Menschen wiedererleben zu können, bezeichnet man als Kosmovision.

Der italienische Pater Agostino Gemelli sprach von 1972 bis zu seinem Tod 1993 oft von dem „Chronovisor", einem sagenumwobenen Gerät, mit dem man im Vatikan Jesus am Kalvarienberg habe aufnehmen können, was sich der italienische Erfinder Guglielmo Marconi gegen Ende seines Lebens sehnlichst gewünscht hatte. Ernst Senkowski, der die physikalische Seite des Kontakts zu anderen Dimensionen beleuchtet hat, hielt die

---

153 Senkowski, S. 52

Vermutung einer Transkommunikations-Station des Vatikan für „begründet", nachdem er im Februar 1987 mit Pater Gemelli hatte sprechen können, Verleger und Autor Andreas Resch aus Innsbruck hingegen erachtet es für unwahrscheinlich. Das Gerät sei abgebaut worden, sagte Pater Gemelli, weil die Welt noch nicht reif dafür gewesen sei. Nikola Tesla war der Meinung, die „Cosmovision" werde erst dann der Menschheit zuteil werden, wenn diese Reife vorläge.

Senkowski wies darauf hin, dass sogar Sigmund Freud und Carl Gustav Jung an eine unbewusst gespeicherte Menschheitschronik glaubten und der Psychiater Pierre Janet von einem „Paläoskop" für Reisen in die Vergangenheit träumte. Der Schriftsteller Kurd Laßwitz habe ein „Retrospektiv" beschrieben, das mit überlichtschnellen Gravitationswellen „die von einem zu beobachtenden vergangenen Ereignis ausgegangenen Bewegungen zurückzubringen vermag, wobei die Umwandlung in Licht innerhalb des Apparats geschieht".[154]

Die *Zeitmaschine* von H. G. Wells ist durch seinen gleichnamigen Roman aus dem Jahr 1895 bekannt. Reisen in die Vergangenheit thematisierte auch die Science-Fiction-Serie „The Time Tunnel" 1966/67. Die oft gehörte Aussage, dass sich alle unsere Reinkarnationen „gleichzeitig" abspielten, bekommt Sinn, wenn Reisen in der Zeit möglich sind. Doch wenn sie möglich sind, dann ist die Vergangenheit nicht abgetan und vorbei, sondern nur „woanders", und man könnte sich – wenngleich bloß als Zuschauer – in frühere Szenen einklinken, gerade so, als besuchte man mal schnell ein Eishockeyspiel in Toronto.

Spezielle Autoren sprechen von einem kosmischen Archiv, das auch als „Akasha-Chronik" bezeichnet wird. *Akasha* ist Sanskrit und bedeutet „archaische Substanz", in der jede Schwingung des Universums sich unverwechselbar abbildet. Der Seher und Hei-

---

154 Senkowski, S. 54

ler Edgar Cayce will das Archiv außerkörperlich besucht haben. Er gab seinen tausenden Zuhörern immer präzise Informationen über Reinkarnationen und widersprach sich nie. Vielleicht ist die Akasha-Chronik gleichbedeutend mit einem fundamentalen Feld, das Ervin Laszlo ins Spiel gebracht hat und mit dem das Quantenvakuum gut beschrieben wäre, einem virtuellen Ozean von Energie, auch als *Nullpunktfeld* bezeichnet.

Anna Elisabeth Westerlund sah Szenen aus der Vergangenheit wie aus einer Kamera oder einem Satelliten, der hoch oben angesiedelt war und den sie steuern konnte. In ihrem Buch „Telepatiens gåte" meinte sie, alles, was auf der Erde geschehe, werde in Atomkernen der Erdmasse und in der Atmosphäre gespeichert, und wer die entsprechende Fähigkeit besitze, könne beliebig Bilder und Klänge abrufen.[155]

Der polnische Hellseher Stefan Ossowiecki (1877-1944) konnte, wenn er einen Feuerstein oder eine Pfeilspitze in die Hände nahm, ganze Szenen erfahren, in denen er sich anscheinend im Geist umherbewegte. Bei dieser „Psychometrie" sah er Vegetation, Menschen und ihre Behausungen. Danach fertigte er Zeichnungen an, und viele seiner Angaben – etwa, dass die Steinzeitmenschen Öllampen benutzt hätten – bestätigten sich später. Archäologen und Ethnologen haben von Hellsehern profitiert, denen, wie George McMullen und Gérard Croiset, ein Knochensplitter genügte, um sich in einer Filmszene der Vergangenheit wiederzufinden.

Die Vergangenheit ist also möglicherweise in einem gewissen Frequenzbereich von Strahlung kodiert, in Wasser oder in der Materie gespeichert. Wer übersinnlich begabt ist, kann diese Schwingungen einfangen und sie „holografisch" umsetzen in eine Szene, als wenn wir einen 3-D-Film sehen.[156]

---

155 Skjønsberg, S. 161/162
156 Talbot, S. 211-217

Transkommunikation

Wenn alles irgendwo angesiedelt ist, warum melden sich dann die Toten nicht, wird immer gefragt. Sie tun es ja, aber es ist eben praktischer, das Thema schnell abzutun, als die zahlreichen Dokumente aus einem halben Jahrhundert zu konsultieren. Sind die aufgefangenen Stimmen der Verstorbenen etwa Nebenwirkungen, etwas wie Elektrosmog? Bei den ersten Einspielungen schien es sich in der Tat um „Artefakte" zu handeln, um zufällige Begleiterscheinungen.

Nachricht für Friedel und Kostulit

Im Labor für experimentelle Physik der katholischen Universität Mailand saßen am 12. September 1952 Pater Agostino Gemelli – Gründer der Universität und Präsident der Päpstlichen Akademie, der später vom Chronovisor sprach – und Pater Pellegrino Ernetti, Physiker und Spezialist für polyphone Musik aus Venedig. Die beiden wollten aus benediktinischen Chorälen Harmonien herausfiltern, was aber mit der damaligen Ausrüstung schwierig war. Immer wieder riss der Draht – und Pater Gemelli der Geduldsfaden. Er rief seinen verstorbenen Vater an: „Papa, hilf mir!" Nach der erfolgten Reparatur hörten sich die beiden Patres die Aufnahme erneut an, doch anstatt des Chorals vernahmen sie verblüfft eine deutliche Stimme: „Aber sicher helfe ich dir, ich bin immer bei dir!" Beim nächsten Abhören kam: „Aber ja, zuccone, begreifst du nicht, dass ich es bin?"

Zuccone, das war der Kosename des Vaters für den kleinen Agostino. Die beiden Patres zögerten nicht und gingen zum Papst. Pius XII. aber beruhigte sie. Er soll gesagt haben: „Mein lieber Pater, bleiben Sie ruhig! Der Apparat ist objektiv, man kann ihn nicht beeinflussen. Diese Erfahrung könnte den Anfang neuer wissenschaftlicher Studien bedeuten, die den Glauben an das Jenseits bestätigen."

1959 wollte der schwedische Opernsänger Friedrich Jürgenson in seinem Sommerhaus in Malmö Vogelstimmen aufnehmen, hatte aber norwegische Sätze und ein Trompetensolo auf seinem Magnetband. Eine Stimme sagte auf deutsch: „Friedel, Friedel, kannst du mich hören?" War wohl seine Mutter. Jürgenson nahm tausende Stimmen auf – guten Gewissens, denn auch er hatte Kontakte zum Vatikan – und schrieb 1964 ein Buch darüber. Der lettische Intellektuelle Konstantin Raudive, in Bad Krozingen wohnhaft, bekam das übersetzte Buch zu fassen, besuchte den Autor und machte sich danach selbst an die Arbeit. Auch er bekam Nachricht: „Kostulit, hier ist deine Mutter", hörte er. 1968 veröffentlichte Raudive das Buch *„Unhörbares wird hörbar"*, das auf 72.000 Tonbeispielen fußte und dessen englische Übersetzung *„Breakthrough"* 1971 ein großer Erfolg wurde. Im englischen Sprachraum hießen die Aufnahmen von Verstorbenen plötzlich *Raudive voices.*

Später erst bürgerten sich die Fachbegriffe ein: *Instrumentale Transkommunikation* für die Kontaktaufnahme mit Verstorbenen durch Geräte, *Electronic Voice Phenomena (EVP)* für die aufgenommenen Stimmen und *Direct Radio Voice (DRV) für solche*, die direkt aus dem Lautsprecher kommen. Aus dem Inhalt der Aussagen schloss Konstantin Raudive: „Ein Weiterleben lässt sich als Fortsetzung des irdischen Lebens verstehen." Er war 1909 zur Welt gekommen und starb Anfang September 1974, und er ist seither auch aus dem Jenseits äußerst aktiv. Es sind viele Anrufe und Botschaften von ihm, der in einem schleppenden Bass spricht, aufgezeichnet worden.

Vor seinem Tod baute er sein Gerät in einem Faradayschen Käfig auf, der elektromagnetische Wellen abschirmt. Und dennoch wurden dreißig verschiedene Stimmen aufgezeichnet, die der Käfig eigentlich hätte abweisen müssen. Der uralte Radioempfänger von Marcello Bacci, aus dem vierzig Jahre lang jeden Freitagabend in Grosseto nördlich von Rom Stimmen von Verstorbenen drangen, die er für Hinterbliebene kommentierte, war manchmal überhaupt nicht eingeschaltet. Raudive vermutete, dass der mediale Einfluss des Experimentators entscheidend sei.

Der schwedische Naturkundler Emanuel Swedenborg (1688-1772), der dreißig Jahre lang Kontakt mit Engeln und Geistführern hatte, bezeichnete „jedes geistbegabte Wesen" als „etwas wie eine Umschaltstation", das Einflussströme aufnehme, sie neu aufbereite und weitergebe: die Definition eines Mediums. Zu Medien wurden am 31. März 1848 zwei Schwestern in Hydesville im Bundesstaat New York. Sie hörten in ihrem Haus Klopftöne und kommunizierten zurückklopfend mit dem angeblichen Geist, zehn Jahre nach der Erfindung des Kurz-lang-Codes durch Samuel Morse. Das lag irgendwie auf der Hand und erinnert an die alte griechische Verskunst, bei der es stets einen Wechsel zwischen langen und kurzen Silben gab (quantitierend), während man im Deutschen betonte und unbetonte Silben unterscheidet (akzentuierend).

„Wenn die Toten auf solchen Wegen eine telegraphische Nachricht schicken oder im Morsecode klopfen, müssen sie, die nicht sprechen können, unwahrnehmbar anwesend sein", schreibt der Medientheoretiker Florian Sprenger. „Der Umgang mit elektrischen Übertragungsmedien ist entsprechend auch ein Umgang mit dem Unheimlichen, der ständig neu eingehegt werden muss, aber doch immer wieder hervorbricht."[157] Das vermutete auch Alan Ramos Clinton: Telegrafie führe zu Tischrücken, Fotografie zu Geisterfotos, Telefone, Radios und Klangaufnahmen zu Geisterstimmen; die Verbindung zwischen Spiritualität und technologischen Mitteln könnte in der Sache begründet sein.

Mit den Foxschen „Raps" oder „Rappings" – das Klopfen – setzte der moderne Spiritualismus ein, der in den USA zu einer

---

157 Sprenger, S. 221

wahren Epidemie von Kontakten mit dem Geisterreich führte, auch Scharlatane anzog und schließlich auf Europa übergriff. Die Bewegung hatte dann auch eine „Geisterkunde" zur Folge, die in London englische Forscher 1882 zur Gründung der „Society for Psychical Research" bewegte. Bereits drei Jahrhunderte vorher hatte Paracelsus von der „pulsatio mortuorum" gesprochen, dem Klopfen der Toten.[158]

Thomas Alva Edison (1847-1931), dem mit seinem „Phonographen" die erstmalige mechanisch-magnetische Speicherung von analogen und digitalen Signalen gelang, verriet dem „Scientific American" im Oktober 1920, er sei „geneigt zu glauben", dass unsere Persönlichkeit nach dem Tod weiterleben und Materie beeinflussen werde. Wenn ein Instrument entwickelt werden könnte, das für derartige Einflüsse sensibel genug sei, „dann sollte solch ein Instrument etwas aufzeichnen können".

In den fast hundert Jahren seither sind solche Instrumente gebaut worden, in vielfältiger Art. Ein Mikrofon wurde eingeschaltet – mit „weißem Rauschen" oder Wasserrauschen als Hintergrund, auf dem sich die paranormalen Stimmen besser abheben –, und nach wenigen Minuten hörte der Experimentator das Ergebnis ab. So arbeitete etwa Leo Schmid, der Pfarrer von Oeschgen, und in seinem Buch „Wenn die Toten reden" (1976) vertritt er die Ansicht, die Verstorbenen seien im Raum und drängten sich sozusagen um seine Aufnahmestelle.

Wie bei Raudive klingen die Stimmen schnell; die Urheber setzen knappe Botschaften in eigenwilliger Grammatik und mit fremden Sprachbrocken vermengt ab. Schmid hatte auch viele Stimmen gequälter Wesen auf Band, die baten, man möge für sie beten und Messen lesen. „Leide für mich!", baten viele. Jeffrey Sconce, der ein Buch über die „spukhaften Medien" schrieb, entnahm diesen Beispielen und den „Raudive-Stimmen", dass es

---

158 Senkowski, S. 31/32

augenscheinlich „keinen Frieden, keine Auflösung, keine Weisheit" im Tod gebe, nur dauernden Kampf, Unsicherheit und die Zerlegung von Bewusstsein, Körper und Geist ohne Hoffnung auf Vereinigung.[159]

Schlimme Nachrichten. Unsere irdischen Nachrichten sind auch immer schlimm und ein Wirrsal aus einander widerstreitenden Stimmen; den dauernden Kampf liefern Fußballspiele, und im allgegenwärtigen Krimi setzt sich die Gesellschaft mit dem Tod auseinander und mit der Ordnung, die auch nach der Störung triumphiert. Erzählt wird immerfort, wie eine stabile Welt durch einen Mord, eine außereheliche Affäre, eine Katastrophe durcheinandergerät. Dann: Aufklärung, Neuordnung, Neubeginn. Diese Gesellschaft bezieht ihre Energie aus der immerwährenden Krise.

Dialoge mit und Anrufe von Toten

Vielleicht waren die düsteren Raudive-Stimmen, die alsbald ignoriert wurden, zugleich Stimmen aus unserem Innenraum – die Stimmen des Unerlösten, Unverarbeiteten, die wir nicht zulassen konnten? Allerdings muss dazu erläutert werden, dass es sich wohl um Beiträge aus der „unteren Astralwelt" handelt, also nicht um eine repräsentative Auswahl. Da erreichten uns Wesen, die uns noch sehr nahe und in ihrer Entwicklung noch nicht besonders weit gekommen waren. Der Kontakt zu höher entwickelten Sphären ist uns verschlossen.

Im Jahr 1981 führte Bill O'Neill stundenlange Gespräche mit dem 1967 verstorbenen Elektroingenieur Georg J. Mueller, bis der Kontakt abbrach. In der zweiten Hälfte der 1980er-Jahre, als das Phänomen durch Rainer Holbe im deutschen Fernsehen durch RTL auch einem größeren Publikum bekannt wurde, installierte

---

159 Leo Schmid, Wenn die Toten reden, S. 88

ELEKTROSMOG

das Luxemburger Ehepaar Harsch-Fischbach eine „Leitung" zu der Transgruppe „Zeitstrom". Heute können Aufnahmen digital aufgearbeitet werden und stellen nachprüfbares Material dar.

1979 analysierten D. Scott Rogo und Raymond Bayless hundert Telefonanrufe von Menschen, die nicht mehr am Leben waren. Kurze Dialoge waren möglich. Manchmal kam der Anruf kurz nach dem Unglück, bei dem jemand (der spätere Anrufer) verstorben war, manchmal zum Jahrestag dessen Todes. Es könnte sein, mutmaßten die Autoren, dass einige Anrufe direkt im Mikrofon durch psychokinetische Einwirkung zustande gekommen seien; doch andere Gespräche wurden eindeutig von einem „Operator" durchgestellt, und das (damalige) Klicken, wenn jemand den Hörer auflegte, war von nicht wenigen verblüfften Adressaten zu hören. Eine Reihe von Anrufen sei gewiss auf elektromagnetische Weise entstanden.[160]

Ein Beispiel: Im Januar 1981 rief die Mitarbeiterin eines Schweizer Verlags einen Herr R. in Biel an, der einen Radführer geschrieben hatte und bat um nähere Informationen. Ob er noch mit den Führern zu tun habe? „Selbstverständli, mir tüen das wiederhole." R. erläuterte genau sein Vorgehen und seine Zielrichtung, bis die Frau zufrieden war und das Gespräch beendete. Doch sie hatte eine Frage vergessen. Als sie nochmals anrief, war R.'s Frau am Telefon und sagte entsetzt, ihr Mann sei vor einem Jahr verstorben; sie sei nur kurz weggewesen, niemand habe die Wohnung betreten können. Das Fahrradprojekt sei jedoch sein „liebstes Kind" gewesen.[161]

Freilich fragt man sich: Warum melden sich Verstorbene nicht über das Handy? Bei einer Sitzung mit paranormalen Stimmen fragte Marcello Bacci im Dezember 2005 die „Jenseitigen" und erfuhr: „Stimmen von drüben werden auch über Mobilempfänger, die Handys, empfangen. Auch Frau Silvana aus Catania (Sizili-

---

160 Senkowski, S. 43/44/76
161 Theo Locher, Jenseitskontakte, S. 35

en) empfängt welche, und in Palermo ist es ebenso." Bacci hakte nach: Es gäbe Handyanrufe in Neapel, Salerno und Catania, sei das authentisch? Die lapidare Antwort: „Die Botschaften, die an anderen Stellen ankommen, sind ganz einfch von uns, denke daran!" Wenn es indessen einfach wäre, von dort über Handy anzurufen, wüssten wir davon. Vieles hängt von der Atmosphäre ab.

Dennoch kam die instrumentelle Transkommunikation nie über den Status einer Beschäftigung von Insidern hinaus. Die Skepsis dagegen ist anscheinend unüberwindbar. Andreas Resch schreibt in seinem Buch „Fortleben": „Ich persönlich bin der Ansicht, dass alle Transkommunikation über den Innenraum des Menschen geht und die technischen Mittel lediglich verlängerte Reaktionsmuster sind." Das Grundproblem liege „im menschlichen Unvermögen, klar zwischen Eigenproduktion, Fremdbeeinflussung und transzendentaler Botschaft zu unterscheiden."[162]

Ernst Senkowski meint, dass der persönliche informelle Beitrag des Experimentators bei der instrumentellen Transkommunikation geringer sei als bei anderen Methoden, er bleibe aber „durchaus erkennbar". Nur „eine der irdischen Telekommunikation analoge technische Transkommunikation" werde diese Schwierigkeiten vermeiden können.

---

162 Andreas Resch, Fortleben, S. 250

4

In Haus und Garten

Die Große Maschine

Eine Wendeltreppe hochgegangen, um zwei Ecken gebogen und man steht unversehens vor dem Heiligtum des Museums Electropolis, der „Großen Maschine", die in Dämmerlicht wie ein gut geöltes Riesenherz vor sich hin arbeitet. Man darf sich wie in einer Kathedrale fühlen. Ein vier Meter hohes wuchtiges Schwungrad dreht sich unaufhörlich, eine schwarze, glänzende lange Röhre unter ihr birgt die Pleuelstange, und dahinter bewegen sich parallel gelagerte Kurbeln rhythmisch auf und ab, deren Zischen, Summen und Klacken sich zu einem „Sound" vereinen und die erst gelb, dann blau, dann rot und grün angestrahlt werden. Die Anlage lässt sich umschreiten, aber lieber möchte man sich in eine Ecke setzen und nie mehr aufstehen, um mit diesem flüsternden Riesen zu verschmelzen.

Die Große Maschine ist ein Wechselstromgenerator von Brown-Boverie und Cie aus Mannheim auf der Basis einer Dampfturbine Sulzer aus Winterthur in der Schweiz. Das 170 Tonnen schwere Ungetüm versorgte von 1901 bis 1953 die Spinnerei D.M.C.

(Dollfus, Mieg Cie) mit Elektrizität. Dampf war die Energie der ersten Industrialisierungsphase Mitte des 19. Jahrhunderts, Elektrizität die Energieform der zweiten gegen Ende jenes Jahrhunderts. Elektro ist sekundär, denn es braucht eine Quelle: Wind, Sonne, Dampf, Wasser oder ein Magnetfeld.

Ein Generator („Erzeuger") benötigt eine Spule, die durch mechanische Energie in Drehung versetzt wird, und einen Magneten. Vier Dampfkessel produzieren in dem Mulhouse-Monster Wasserdampf mit einem Druck von 12 Bar, der die vier Kolben der Maschine in ihren vier Zylindern in Bewegung versetzt, die mittels Pleuelstange und Kurbeln wiederum mechanisch das große Rad des Generators antreiben, das den „Rotor" des Wechselstromgenerator darstellt. Der Rotor bewegt sich, braucht aber einen fixen, beständigen Partner: den „Stator".

Bewegung plus Magnetfeld ergibt eine Induktionsspannung, wie schon Michael Faraday gezeigt hat. Das Rad ist magnetisch „erregt", und durch das Erregerfeld wird eine Spannung im erwähnten „Stator" induziert, den Spulen von zweiundsiebzig Elektromagneten. Der Generator produzierte damals 900 Kilowatt einphasigen Wechselstrom, bei einer Spannung von 400 Volt, und eine Frequenz von 45 Hertz, die ab 1922 auf 50 Hertz erhöht wurde.

Man atmet also andächtig im Rhythmus der „Großen Maschine". Dann – jede halbe Stunde, wie einem versichert wird – tritt ein Mensch auf. Ein junger dicklicher Angestellter im Blaumann öffnet eine Schranke und betritt andächtig mit einem Ölkännchen die Anlage. Wie der Mesner in einer Kathedrale, der Kerze um Kerze entzündet, schreitet der junge Mann die Kurbeln und Ventile ab und ölt sie. 315 Punkte sind zu versorgen. Ein Pfiff seines Vorgesetzten, denn nur so werden die Maschinengeräusche übertönt, setzt ihn in Marsch. Bereits um halb fünf Uhr am Morgen haben die „Chauffeure" des Museums (was „Heizer" bedeutet; vom Dampfwagen kommt wohl auch der „Chauffeur") die Dampfmaschine auf Betriebsdruck gebracht. Dann schlägt das Herz und produziert Strom; nur weiß man nicht, für wen.

Weiße Elefanten

Auch der englische Biologe Lyall Watson sprach von einer „Großen Maschine" als Metapher für die Evolution, die „der Neugier einen Brennpunkt gab". Der „Elster-Impuls" sei die einzige Regel der Maschine, die genüge, und sie laute: Alle glänzenden Dinge sind schön. Dies habe zu Habgier, Wettstreit, Aggression und der zügellosen Entwicklung der Technik geführt.

Gott habe den Menschen nach seinem Abbild erschaffen – daran erinnerte der Kybernetiker Norbert Wiener in seinem Buch „God and Golem inc.". Der Mensch erschaffe sich selbst fortwährend neu nach seinem eigenen Abbild: Durch die Weitergabe seiner Gene. Könne eine Maschine auch ihresgleichen erschaffen, eine weitere Maschine nach ihrem Abbild bauen? Wiener bejaht dies eindeutig. Das Abbild müsse nicht exakt dem Archetypus entsprechen; es gebe „operative" oder funktionale Abbilder, deren Verkörperungen alle Funktionen der alten erfüllen, ohne diesen gleichen zu müssen. Das Smartphone ist neben vielem Telefon (Ohr) und Fernsehgerät (Auge) in einem, als hätten beide Geräte sich zusammengetan, um sich, kombiniert und verkleinert, zu reproduzieren.

Die nächsten Entwicklungen diktieren sich von selbst, und später wird man sagen können, dass es „logisch" gewesen sei. Dennoch ist die Entwicklung der Technik ebensowenig festgeschrieben wie die eines Kunstwerks; der Urheber hat einen Spielraum, einzugreifen und einen anderen Weg zu gehen. Der Mensch müsse „sich selbst als Symbol seines Ursprungs und seiner Bestimmung begreifen", sagte Cassirer. Die technischen Wunderwerke sind Symbole, sind wie Traumgesichte, die unseren Weg begleiten und beleuchten. Der Mensch könnte einen anderen Traum wählen, der zurück zur Natur und gleichzeitig in eine ethische

Zukunft führt, und nur durch sein symbolisches Denken könne er „Herr über das Ungeheuer der technischen Zivilisation" werden.[163]

Schön an dem Mulhouser Ungeheuer sind diese glänzenden, polierten Maschinenoberflächen, die gut geölten rotierenden Kurbeln und die stoßenden Kolben im Dämmerlicht, aber man vergisst auch, dass das lautlose Funktionieren der Schaltungen im Eigenheim auf gigantischen Maschinen im Rückraum der Zivilisation beruht – auf Atomkraftwerken, die aus großen Töpfen Qualmwolken in die Atmosphäre pumpen und Wasserkraftwerken, für die ganze Regionen von Menschen leergepumpt wurden, wonach Stauseen die Landschaft überfluteten und sie unkenntlich machten, ein Opfer des menschlichen „Energiehungers".

Diese großen Maschinen, die Primärenergie in Elektrizität umwandeln, haben die Welt umgestaltet und arbeiten für uns. Wüssten wir nicht um ihre Funktion, wir müssten sie für gigantisch-sinnlose Kunstobjekte halten wie die dürren Metallfiguren von Jean Tinguely in dem gleichnamigen Brunnen vor dem Basler Theater, deren Arme rotieren und Schöpfkellen Wasser fördern und fortgießen, dabei klappernd und gestikulierend, jedoch ohne konkreten Zweck – wie ihre stummen Verwandten, die sprichwörtlichen weißen Elefanten, wie man Großanlagen in der Wüste oder in den Tropen nannte, die nie in Betrieb gingen und vor sich hinrosten, um wenigstens etwas zu tun.

Selbstzerlegung

Andere Maschinen leisten etwas, geben aber dennoch Rätsel auf. Die des kanadischen Ingenieurs John Hutchison, unter anderem 1998 von Budden ins Gespräch gebracht, musste man von sechs Stunden bis sechs Tagen beobachten, bis etwas passierte. Die

---

163 Hartman, S. 199

ELEKTROSMOG

Phänomene kommen und gehen, wie es ihnen passt. Die Hutchison-Maschine besteht aus vielen Teilen, die der Schöpfer, der mit frühen Tesla-Spulen und dem Van-der-Graaf-Generator gearbeitet hat, immer wieder neu anordnet und ergänzt. Es ist eine Maschine, die elektromagnetische Wellen unterschiedlicher Provenienz in einer Anlage vereint, und die Kombination der Strahlung kann in vier verschiedenen Trajektorien Objekte sich in die Luft erheben und woanders landen lassen.

Sie heben langsam ab, beschreiben eine Art Looping und fallen nieder; andere schießen blitzartig davon; dritte steigen hoch und stürzen entfernt ab; vierte schweben bloß. Manchmal brechen an verschiedenen Orten im Labor spontan Brände aus. Albert Budden denkt, dass viele Poltergeist-Effekte durch Strahlung bewirkt werden, was die Hutchison-Maschine beweise. Alle Komponenten werden von einer einzigen Kraftstation angetrieben, die 15 Ampere und 110 Volt leistet.[164]

Der Tscheche Robert Pavlita schuf einen Generator, der sich magnetisiert und sogar nichtmetallische Gegenstände anzieht, auch unter Wasser. Das Gerät hatte sogar so viel Energie gespeichert, um einen kleinen Elektromotor anzutreiben, und um ihn erneut aufzuladen, genügte es, ihn umherzutragen oder sich an die Stirn zu drücken. Pavlita nennt seine Schöpfungen „psychotronische Generatoren" und kann sie anscheinend aus der Ferne gedanklich abschalten.[165]

Gedanklich abschalten kann man in der Nähe einer Dampfmaschine nicht. Der Dampf als „männliche" Energieform prahlt und stampft. Alle Ur-Maschinen waren laut und gleichsam Ausdruck einer Urgewalt. „Entladungen knallten wie Schüsse. Es knatterte blau am Meßapparat. Lange Blitze fuhren knisternd die Wand entlang. Irgendwo blickte ein rotes Licht, einem Auge gleich, still und drohend in den Raum …" Joachim, Hans Castorps Cousin,

164 Budden, S. 62-64
165 Watson, S. 250/251

unterzieht sich in Thomas Manns Roman „Der Zauberberg" einer Röntgenaufnahme des Lungenraums.[166]

Im Fortgang der Entwicklung treibt man den Maschinen ihren Lärm aus. Technik wird verträglich. Die Maschine verbirgt ihre Funktion. „Sie wirkt für sich, auch wenn sie alleine in diesem Tal steht", sagt der Offizier in Kafkas Erzählung „In der Strafkolonie" über das Mordgerät, das in die Haut des Sünders die Gebote einstichelt. Als es dann den Offizier selbst bearbeitet, ist alles still, „nicht das geringste Summen war zu hören. Durch diese stille Arbeit entschwand die Maschine förmlich der Aufmerksamkeit."

Etwas bereitete sich aber vor. Die Maschine war dabei, sich selbst zu zerlegen, sie „ging offenbar in Trümmer; ihr ruhiger Gang war eine Täuschung". Jean Tinguely präsentierte am 17. März 1960 seine sechzehn Meter lange Maschine „Homage to New York", die sich – getreu der Ansicht seines Erfinders: „Autodestruction is necessary" – nach achtundzwanzig Minuten selbst zerstörte.

Der Offizier der Strafkolonie stirbt. Doch in seinem Gesicht war „kein Zeichen der versprochenen Erlösung". Was „alle anderen in der Maschine gefunden hatten, der Offizier fand es nicht".

Roboter greifen ein

Kafka deckte die mysteriöse verdeckte Maschinerie des Lebens auf; ihn würde heute keine Entwicklung mehr überraschen. Militärfachleute vermuten, dass Kriege schon im Jahr 2025 vorwiegend durch autonome Roboter geführt werden. Armeen müssen erst motiviert werden; der Elektro-Kämpfer braucht nur seine elektrische Ladung und einen klaren Auftrag.

Automaten prägen ja schon unsere Wirklichkeit, für deren rei-

---

166 Thomas Mann, Der Zauberberg, S. 229

bungsloses Funktionieren der Mensch anscheinend einen Störfaktor darstellt. Er bereitet Probleme, produziert sozusagen Psycho-Smog und verschwindet schneller aus dem Wirtschaftsleben als gefährliche Strahlenquellen. Durch die Automatisierung büßen wir in nächster Zukunft 20% der Arbeitsplätze ein. Mögen es auch stupide Tätigkeiten sein, die Geräte übernehmen, so bleibt das Problem, was die Freigesetzten mit ihrer freien Zeit anfangen sollen. Hegel lesen? Regionalkrimis schreiben?

Wir wollen alles immer überall haben, und der Automat spuckt es aus und beklagt sich nicht, will nur von Zeit zu Zeit gewartet werden. Eine Gesellschaft, die das Geld zum Gott erhoben hat, kennt als oberstes Gebot das Sparen. Eingespart werden Menschen, und etwaige emotionale Verluste zählen nicht, weil sie nicht in Zählbarem ausgedrückt werden können. Tanken am Automaten, Geld holen am Automaten. Einchecken in einem Automaten-Hotel … so bewegt man sich beziehungslos in einer menschenleeren Welt wie nach der Apokalypse. Man hat zwar Geld gespart, fühlt sich aber gleichwohl beraubt. So könnte man sich das Purgatorium vorstellen: Wünsche gehen in Erfüllung, doch ein Preis wird dafür fällig, der den Triumph sinnlos wirken lässt.

Vielleicht gehört der Roboter im Jahr 2025 auch längst zum Privathaushalt, als geschätzter und willfähriger Diener, den freilich elektrische Felder begleiten werden, was man dann wegen der Vorteile vielleicht gern in Kauf nimmt. „Wir versuchen, sie immer autonomer zu machen", sagte ein Designer (in dem Buch „Wired for War" von 2009), und das klingt fast wie eine Drohung. Der Roboter könnte eine Art primitive Intelligenz erwerben und wäre dann die Speerspitze des Projekts „intelligentes Haus" (smart home), das auf der Agenda steht.

Robota heißt Arbeit auf Polnisch, der Lohnarbeit ist der *robotnik* – *рабóтник* auf Russisch –, und in anderen slawischen Sprachen klingt es ähnlich. Das Wort Roboter tauchte zum ersten Mal 1921 in dem Theaterstück R. U. R. des Tschechen Karel Čapek (1890-

1938) auf. Sieben Jahre vorher war in Deutschland der erfolgreiche Roman „Der Golem" von Gustav Meyrink (1868-1932) erschienen. Er, der Golem, ist ein ferner Vorfahr des Roboters, wenngleich ein Wesen aus Fleisch und Blut, vom Menschen erschaffen, der sich damit womöglich überhebt und Gott gleich macht.

Gefährlicher Golem

Eleasar ben Juda (1176-1238), Rabbiner und Kabbalist aus Worms, sah das jedoch nicht so. In seinem Kommentar zum kabbalistischen Buch Sefer Yetzira stellt er die Erschaffung eines menschlichen Wesens durch den Menschen als normal und fast zwangsläufig hin. Eleasar schildert akkurat das Vorgehen: Jungfräuliche Erde von den Bergen mit „lebendem Wasser" kneten und dann die schwierigen Permutationen und Kombinationen der hebräischen Buchstaben aus dem Buch vollziehen, bei denen man auch nicht den geringsten Fehler machen darf. Der Wormser Gelehrte war der Ansicht, mit diesem höchsten Akt der „imitatio dei", der Nachahmung des Allerhöchsten, komme man diesem nahe, aber mehr nicht. Der Schöpfer des Golem bleibt immer eine Stufe darunter, denn die Sprache darf und kann er seinem Wesen nicht geben. Der Golem bleibe stumm.[167]

Dennoch finden sich im 14. Jahrhundert zwei Stellen über ein Wesen aus Metall, das sprechen kann. Bei einer bestimmten Konstellation der Sterne „gieße irgendein Metall, wie es dir beliebt, in die Form eines ansehnlichen Menschen", gibt David ibn Bilja an. Die Gestalt werde in allem erfolgreich sein, und sie werde „die Zukunft vorhersagen". Es ist, kommentiert Moshe Idel, „die Idee eines metallurgischen Anthropoiden", der „geschaffen wird, um den überirdischen Strom in sich zu sammeln", was das Metall bewerkstelligen solle.

---

167 Karl Erich Grözinger, Between Magic and Religion, in: Mysticism, Magic and Kabbalah, S. 42

Die Legende vom Prager Golem wurde erst 1920 publik. 1580 soll Jehudah ben Belazel Liwa, ebenfalls aus Worms, später genannt Rabbi Loeb oder Löw, mithilfe zweier Männer ihn in Prag erschaffen haben, damit er als Aufpasser diente und niedere Arbeiten verrichtete. Am Sabbat sollte auch er ruhen, daher musste der Rabbi von den drei hebräischen Buchstaben auf des Golems Stirn, die „Wahrheit" hießen (EMeT), den ersten tilgen, damit noch die zwei übrig blieben, die „Tod" bedeuteten (MeT). Einmal vergaß er es, und der Golem begann Prag zu verwüsten und hätte vielleicht, meint man, das ganze Universum zerstört, wäre er nicht zur Strecke gebracht worden. Technologie als „widerspenstiger Golem" verweise immer darauf, meinten zwei englische Autoren, „dass Unglücke passieren werden".[168]

Am 25. Januar 1979 drehte in Flat Rock, einer Fertigungsstraße der Ford Motor Company in Michigan, ein Roboter durch, wenn der vermenschlichende Ausdruck erlaubt ist, und zertrümmerte den Schädel des 25-Jährigen Robert Williams, der dann noch eine halbe Stunde tot am Boden lag, während der Roboter weiterarbeitete. Man meint, Williams sei das erste Opfer eines Roboters gewesen, aber er war nicht der letzte. Im Jahr 2006 wurden in Großbritannien siebenundsiebzig Unfälle durch Roboter gezählt, und auch in Japan gab es Tote.[169]

1981 wurde Kenji Urada in der Kawasaki-Fabrik in Akashi vom Arm eines Roboters totgeschlagen, als er einen Fehler in einer Maschine reparieren wollte. Der Roboter wurde von der Fertigungsstraße entfernt. In den zehn Jahren darauf gab es in Japan weitere zehn Tote durch Roboter, was gegen das Erste Roboter-Gesetz von Isaac Asimov verstößt, das (seit 1940) lautet: „Ein Roboter darf kein menschliches Wesen verletzen oder durch Untätigkeit zulassen, dass ein menschliches Wesen zu Schaden

---

168 Harry Collins; Trevor Pinch, Auf den Start reduziert, in: Die Unordnung der Dinge, S. 156
169 Singer, Wired for War, S. 195

kommt." Ein weiteres Paradigma lautet, der Roboter solle spüren, denken und handeln, und dafür hat er entsprechend Sensoren, Prozessoren und Effektoren. Letztere taten das Falsche.

In Japan wurden die Todesfälle dem Elektrosmog zugeschrieben, einem „Allerlei von unerwünschten elektronischen Signalen aus anderen Maschinen", wie es der englische Biologe Lyall Watson formulierte, der die Geschichte beisteuerte. 1989 sei der sowjetische Großmeister Nikolai Gudkov exakt in dem Augenblick einem elektrischen Schlag zum Opfer gefallen, als er den Schachmatt-Zug ausführen wollte, der dem M2-11-Supercomputer die dritte vernichtende Niederlage hintereinander beigebracht hätte.[170]

Die traurige Kreatur

1580 kam mit der Golem-Geschichte auch die Faust-Sage auf. Der Astrologe und Magier Johannes Faust, 1480 in Heidelberg geboren und vielleicht in Staufen in Breisgau 1540 (durch Selbstmord?) geendet, schloss einen Pakt mit Mephistopheles. Während der Golem, Geschöpf in der Nachfolge Gottes, schweigt, redet Faustens Helfer, der Abgesandte des Teufels, unablässig. Beide Diener geraten außer Kontrolle und triumphieren über ihre Herren. 1540, im Todesjahr seines Beschwörers, soll auch der Naturarzt und Magier Paracelsus einen Homunkulus geschaffen haben.

Im Mittelalter waren die „Köpfe des Mahomet" verbreitet. Es waren Automaten, die durchaus verblüffen konnten, aber vermutlich von geschickten arabischen Mathematikern erdacht waren. Papst Sylvester II. soll aus Spanien einen solchen Kopf mitgebracht haben, der Fragen mit Ja oder Nein beantworten konnte, und auch Albert der Große (Albertus Magnus) besaß offenbar einen solchen Automaten.[171]

---

170 Watson, S. 332/333
171 Charpentier, S. 237

Die Abenteurerin Alexandra David-Néel (1868-1969) will durch starke Konzentration eine Gedankenform hervorgebracht haben, einen „Tulpa", der in ihrem Haushalt lebte. Er glich einem Mönch, der aber derart unangenehme Wesenszüge an den Tag legte, dass sie ihn loswerden wollte, was langwierig war. Das Medium Dion Fortune schuf durch die Imagination einen Wolf, der hartnäckig bei ihr blieb.

Wir können bis in die Antike zurückgehen. Schon die Pandora, die den Menschen durch das Öffnen ihres Krugs Unheil brachte, war ein künstliches Geschöpf aus Lehm. Der römische Dichter Ovid erzählt in seinen „Metamorphosen" von Pygmalion, der ehelos lebte und dann eine Statue schuf, eine wunderschöne Jungfrau. „In Entzücken verloren, fasst zu dem scheinbaren Leib Pygmalion glühende Liebe." Er küsst die Statue und nimmt sie auch in sein Bett. Der Bildhauer opfert der Venus und bittet sie, ihm die Jungfrau zur Gattin zu geben. Das Opferfeuer flammt drei Mal auf – das ist das Zeichen. Venus gewährt ihm die Bitte. Pygmalion kehrt heim und küsst die Statue ... „Und die Jungfrau fühlt mit Erröten, wie er sie küsst, / und scheu aufschlagend zum Lichte die lichten Augen / erblickt sie zugleich mit dem Himmel des Liebenden Antlitz."

„Ich sah das trübe gelbe Auge der Kreatur sich öffnen; sie atmete schwer, und eine hektische Bewegung ließ ihre Glieder erbeben", berichtet Victor Frankenstein aus einer Nacht in Ingolstadt, als der Regen an die Scheiben schlug und er im Schimmer des fast verloschenen Lichts von jenem Auge angesehen wurde. Seine durch Elektrizität geschaffene „Kreatur" aus dem Roman von Mary Shelley, von ihr 1818 an den Gestaden des Genfer Sees erdacht, erhält nie einen Namen; der Name ihres Schöpfers steht seither stellvertretend für alle Ängste, die sich um den Roboter und den Golem ranken.

Die hässliche Kreatur verbirgt sich. Sie flieht in die Berge und kommt bei einer Familie unter. Es ist rührend, wie sie, die Kreatur, die Menschen und ihr Zusammensein beschreibt (sie kann sprechen!); vielleicht werden wir erst, indem wir über Roboter nachdenken, uns selbst erkennen und uns zu definieren lernen. Frankensteins Monster wird erneut verstoßen, dabei will es doch nur geliebt werden. Es fordert bei einem Treffen mit seinem Schöpfer, er solle ihm eine Partnerin erschaffen. Der Erfinder weigert sich und erkennt nicht, wie er selbst allmählich zum Monstrum wird. Das einsame, verhasste Geschöpf ist der Spiegel seines Schöpfers. Es rächt sich fürchterlich an diesem, und danach wird Frankenstein zu einem Gehetzten, der sein Geschöpf zur Strecke bringen will …

Teamplayer

Den Namen „Frankenstein" erhielt ein Roboter der Einheit des US-Hauptstabsfeldwebels Paul Varian im Irak, weil er aus Teilen anderer, explodierter Roboter gefertigt war. Frankenstein wurde nach einer Schlacht mit dem Team zum Obergefreiten ernannt und erhielt sogar eine Medaille für das Minenräumen und Entschärfen von Bomben. Varian sagte: „Das musste einfach sein. Er war Teil unseres Teams, einer von uns. Er gehörte zur Familie." Die härtesten Soldaten projizieren „Gedanken, Gefühle und Emotionen auf ihre neuen Maschinen und verschaffen der Kriegsführung eine völlig neue Perspektive", schrieb P. W. Singer. „Oft beginnt die Anziehung, wenn die Person, die einen Roboter führt, an ihm eine 'Marotte' entdeckt, eine Besonderheit – etwa, wie er sich bewegt oder wem er ähnlich sehen könnte. Bald scheint es ganz natürlich, dem Roboter einen Namen zu geben.[172]

Der Name „Goliath" für einen kabelgelenkten Sprengpanzer – Vorläufer der Militärroboter –, den die Deutschen ab 1942 (zunächst mit Elektromotor) einsetzten, war wohl ironisch gemeint,

---

172 Singer, S. 338/339

denn das Gerät war nur 1,60 Meter lang, 85 Zentimeter breit und 50 Zentimeter hoch. Im Alten Testament siegt bekanntermaßen David über die Philister. Er jagt mit seiner Schleuder dem stärksten Gegner, Goljat aus Gat, einen Stein in die Stirn.[173]

Natürlich scheint es auch, dass Menschen, die einen Roboter anblicken, ähnlich reagieren, als wenn sie einen Mitmenschen betrachten. Ihre Spiegelneuronen im Gehirn feuern. Auch Verbindungen zum Computer vermenschlichen sich. Kevin Warwick aus Großbritannien verband sich durch ein technologisches Implantat mit seinem Computer. Plötzlich spürte er „eine Affinität" mit seinem Computer. „Wenn das der Normalzustand wird, bist du kein echter Mensch mehr, du bist ein Cyborg."[174]

Gegen das Gebot, das Geschöpf dürfe nicht sprechen, verstoßen die heutigen Ingenieure der Künstlichen Intelligenz. Der Pflegeroboter nähert sich dem alten Menschen und fragt ihn: „Wollen Sie etwas trinken?" Siri spricht beredt und lernt im Dialog dazu. Hal, im Film „2001 – Odyssee im Weltraum" von Stanley Kubrick, war der erste Computer, der menschenähnlich schien, und sein allmähliches Dahinscheiden sorgte für allgemeine Rührung. Der Turing-Test, von Alan Turing 1950 vorgeschlagen, will ermitteln, ob ein Computer menschenähnlich denkt; wenn jemand nach einer intensiven Befragung eines Menschen und eines Computers (wobei er nicht weiß, wen er gerade vor sich hat) nicht sagen kann, wer der Computer ist, hat dieser intellektuell überzeugt.

Der Mensch hält sich eben an keine Grenzen, drängt über sie hinaus – er ist und bleibt ein Rebell wie schon Kain, Jonas und Prometheus, wie Freuds Ödipus, Nietzsches Zarathustra und Camus' Sisyphus, wie Büchner, Dostojewski und Kafka. In dem Buch „Wired for War" äußert Hans Moravec, Direktor des Robotics Institute an der Carnegie-Mellon-Universität, dass die Ro-

---

173 1 Samuel 17, 48-51
174 Singer, S. 381

boter „eines Tages unsere Nachfolger sind: Die Menschen sind eindeutig von der Auslöschung bedroht."[175]

Norbert Wiener, der die Kybernetik begründete, gab sich 1947 in seinem Buch „God and Golem, inc." vorsichtiger: Die neuen mechanischen Sklaven würden uns helfen können, aber an unsere Ehrlichkeit und Intelligenz würden hohe Forderungen gestellt. „Die Welt der Zukunft wird immer härtere Kämpfe gegen die Begrenzungen unserer Intelligenz bereithalten; sie wird keine bequeme Hängematte sein, in der wir liegen können und von unseren Robotersklaven bedient werden."[176] Doch in der nächsten Zukunft sieht es so aus, als wolle sich der Mensch in seinem Auto in die Hängematte legen und sich fahren lassen.

100 Jahre Standstreifen

1881, also fünf Jahre vor Carl Benz' Motorwagen-Premiere, stellte Gustave Pierre Trouvé bei einer Messe in Paris das erste selbstfahrende Gerät mit Elektromotor und wiederaufladbarer Batterie vor. Ein Jahr später lenkten Ayrton und Perry ihr „Electric Tricycle" mit 14 Kilometern pro Stunde durch die Lande, bei einer Reichweite von 40 Kilometern. 1899 erreichte Camille Jenatzky mit einem Elektrorennwagen 100 km/h, und Ferdinand Porsche glänzte mit einem Modell, das zwei Elektromotoren in den Radnaben besaß. Die Zukunft schien dem Elektroauto zu gehören, doch dann versteifte sich die Ingenieurszunft, weil der Treibstoff billig war, auf den Verbrennungsmotor, und elektrische Fahrzeuge sahen sich auf den Standstreifen verbannt, wo sie hundert Jahre stehenblieben.[177]

Nun soll das Versäumnis in wenigen Jahren wettgemacht und der Individualverkehr am liebsten vollständig elektrisch wer-

---

175 Singer, S. 415
176 Norbert Wiener, God and Golem inc., S. 95
177 Betschon Stefan, Zurück in die Zukunft, NZZ, 28.10.2015

den. Lautlos und ressourcenschonend wäre man unterwegs, und fast sieht man sie schon vor sich: „… endlose Züge von Autos / leichter als ihr eigener Schatten, schneller als törichte Gedanken, schimmernde Fahrzeuge, in denen rosige Leute, von nirgendher kommen, nirgendhin fahren", wie Bertolt Brecht in seinem Gedicht „Nachdenkend über die Hölle" beschrieb. Der Daimler-Konzern will bis Ende 2018 die Summe von fünfzehn Milliarden Euro in die Forschung zu Elektroautos stecken, was vermutlich dem Bruttosozialprodukt von vielen Ländern Afrikas entspricht. „Zurück in die Zukunft", schrieb die Neue Zürcher Zeitung.

Die Elektrizität kann den realen Smog verringern, aber wohl nicht die Unfälle (solange der Mensch selbst lenkt). 2011 verloren weltweit 1,25 Millionen Menschen bei Verkehrsunfällen ihr Leben; mittlerweile kommt die Zahl der Verkehrsopfer seit dem Zweiten Weltkrieg der Zahl der Kriegstoten nahe: 50 Millionen oder ein ganzer Staat fast von der Einwohnerzahl Italiens. „Zu den Unordnungen der Dinge, die das 20. Jahrhundert nachhaltig bestimmen, gehören ohne Zweifel Autounfälle", schreibt Matthias Bickenbach und nennt sie einen „integralen Bestandteil des Automobilismus" und eine „substanzielle Technikfolge, etwas, das sie notwendig hervorbringt".[178] Der Elektroantrieb allein wird sie nicht verhindern helfen und auch die Zahl der Autos nicht reduzieren. Die aus allen Ecken hervorströmenden Fahrzeuge sind ein gutes Bild dafür, wie es im „Äther" aussieht, wenn alle senden.

Die Lautlosigkeit der Elektroautos wird zudem für einen neuen Unfalltypus sorgen. So wie heute Autofahrer über den Radfahrer sagen „Ich hab ihn nicht gesehen", werden Fußgänger über das Auto klagen: „Ich hab es überhört." Im Jahr 2020 sollten zunächst nach Wunsch der Regierung eine Million Elektroautos auf deutschen Straßen verkehren; die Bundeskanzlerin räumte im Sommer 2017 ein, dass das Ziel vermutlich nicht zu erreichen sei.

178 Robert Musil und die neuen Gesetze des Autounfalls, in: Die Unordnung der Dinge, S. 89/96/97

Die Internationale Energie-Agentur (IEA) rechnete im November 2016 mit weltweit 140 Millionen im Jahr 2040, was dann 8% des Fahrzeugbestands entspräche.

Der Elektromotor wandelt elektrische Energie in Bewegung um. Im Inneren dreht sich ein Rotor (eine Spule mit Eisenkern), wenn durch ihn Strom fließt. Er dreht sich, weil sein Magnetfeld auf dasjenige der Umhüllung (den Stator) reagiert. Ein Kommutator schaltet den Strom immer wieder um, so dass der Rotor sich im Kreis dreht „wie ein Windhund, der hinter einem künstlichen Kaninchen herjagt, das ständig seiner Reichweite entzogen wird", schildert David Bodanis sehr anschaulich. So werden die Magnete hundertzehn Mal in der Sekunde an- und abgeschaltet, was im Inneren zu surrenden Bewegungen führt.

Vergrößert man die Elektromagnete, wie es Edison und andere getan hätten – erinnert uns Bodanis –, so kann man mit dem Drehmoment Fahrstühle von einer Tonne Gewicht nach oben ziehen, was für die Einführung von Hochhäusern entscheidend war. „Elektrische Ladungen, die Jahrmilliarden alt waren, wurden nun so manipuliert, dass sie viktorianische Büroangestellte in diesen engen Fahrstuhlschächten emporzogen. … Waren die Elektromotoren ein bisschen kleiner und der rotierende Metallstab um die dreißig Zentimeter lang, ließen sich damit die Räder einer elektrischen Straßenbahn antreiben."[179]

Der Sammler

Alle schreiben nun über Elektromobilität. Deren Motoren sind natürlich viel leichter und kleiner als Benzinmotoren. Allerdings vergisst man eine Kleinigkeit: den Akku. Seine Größe wirkt wieder störend. Er muss erst transportiert werden.

Luigi Galvani (1737-1798) hielt den Froschschenkel, der in einem

---

179 David Bodanis, Das Universum des Lichts, S. 53/55

elektrischen Stromkreis zuckte, für eine Art elektrischen Speicher. In Wirklichkeit hatte er chemische Energie in elektrische umgewandelt. Der Graf von Volta erkannte das und schichtete einige galvanische Zellen – Kupfer- und Zinkplatten, getrennt durch in Salzlösung getränkte Pappestückchen – aufeinander. Zink gibt seine Ionen langsamer ab als Kupfer; dadurch entsteht eine Spannung, und die Hintereinanderschaltung erhöht die Spannung noch. Die Voltasche Säule war die erste Batterie, und der Graf erlebte es noch, dass nach ihm die Spannung benannt wurde.

Mit der Volta-Säule konnte man auch die neu entdeckte Elektrolyse in Gang bringen. Sie bewirkt die Abscheidung von Metallen unter Strom, wodurch man Gegenstände etwa vergoldet. Das war schon vor 2000 Jahren möglich. In einem Tontopf steckten ein Eisenstab und ein Kupferzylinder, die voneinander mit Asphalt isoliert waren. Wenn Säure zugegeben wurde, entstand in dieser Urbatterie eine Spannung. Man tauchte eine kleine Statue in eine goldhaltige Lösung und musste sie nur mit der Batterie verbinden. Alchemisten meinen, die Bauanleitung stecke schon in der Geschichte um Aphrodite (lateinisch Venus = Kupfer), die mit Hephaistos verheiratet ist, jedoch ein Verhältnis mit Ares (Mars = Eisen) hat. Die sexuelle Anspielung ist deutlich.[180]

Batterien bestehen aus Primärzellen, Akkus aus Sekundärzellen, die so heißen, weil sie wiederaufladbar sind. Elektrische Energie, die zugeführt wird, wandelt sich in chemische Energie um, und wenn der Akkumulator – früher nannte man ihn „Sammler" – seinen Speicher für Arbeit entleeren muss, wird die chemische Energie wieder elektrisch, und diese Energie lässt durch magnetische Reaktion Räder sich drehen. Das Auto fährt. So einfach. Auch im menschlichen Körper gehen elektrische und chemische Vorgänge Hand in Hand, und zu Bewegung führen sie auch. Licht und die Bestandteile der Nahrung spielen indessen die

---

180 Helmut Gebelein, Alchemie, S. 108/109

Hauptrolle bei Aufbau und Erhalt des Körpers, außerdem müssen sie dessen Temperatur konstant halten.

1898 setzten sich auf den Radrennbahnen Schrittmacherfahrzeuge mit Akkumulatoren durch, bevor sie mit Benzinmotoren ausgerüstet wurden; und heute ist der Akku wichtiger als je zuvor. Aufladbar! Nachhaltig! Man klopft sich auf die Schulter. Der Abgase und Smog erzeugende Verbrennungsmotor sieht plötzlich wie ein großer, hundert Jahre ausgeübter Irrtum aus.

Die sanfte Post-Modernisierung

Die Elektrizität als vermeintlich sanfte Technologie rettet die Welt. Das ist nicht neu. Schon einmal sollte sie die Welt erlösen: Vom bösen Dampf und dem Gestampf von dessen Maschinen. 1840 nannte Johann Philipp Wagner bei einem Vortrag in Frankfurt den batteriegetriebenen Elektromotor einen „Motor für alle" und Alternative zur Dampfmaschine, die für die Industrialisierung stand und die Herrschaft des Kapitals über die Arbeit symbolisierte. Der E-Motor half dem Kleinhandwerk und schien ein Modell der „weichen" Modernisierung zu sein. Er verhieß eine Versöhnung zwischen den Idealen der Französischen Revolution (Freiheit, Gleichheit, Brüderlichkeit) und der Industriellen Revolution.[181]

1891, fünfzig Jahre später, sagte Frankfurts Oberbürgermeister Franz Adickes zur Eröffnung der Internationalen Elektrotechnischen Ausstellung, die eine Million Menschen besuchte: „Wenn es gelingt, einen Theil der Sünde, welche das Zeitalter des Dampfes an der Menschheit verschuldet hat, im Zeitalter der Elektrizität wieder gut zu machen – denn die Individualität des Menschen geräth in Gefahr –, wenn wir dem Einzelnen in sein Haus und seine Werkstätte die theilbare Kraft hineinleiten, so wird das eine Errungenschaft sein, wie sie in der Weltgeschichte noch nicht da

---

181 Sprenger, S. 181

war."[182] Die Elektrokraft sollte zur Versöhnung von Natur und Geschichte beitragen und den störenden „Dampf" beiseitefegen.

Nun tritt die Elektrizität, die als „Fée électricité" gern weiblich dargestellt wurde, erneut als Heilsbringerin an. Lastwagen sollen mit einem Strom-Oberleitungssystem auf „E-Highways" verkehren wie manche Busse in Städten. Venedig hat ein erstes Elektroboot, die fünfzehn Meter lange „Scossa", in einen Kanal gesetzt. Fast die Hälfte des Feinstaubs in der autofreien Stadt stammt von den benzinbetriebenen Fähren.

Die neuen Autos haben schon Niveau. „Das Elektrizitätswerk ist eine dreiphasige permanent magneterregte Synchronmaschine, die auf der Eingangswelle zwischen Zweimassenschwungrad, Trennkupplung und 6-Gang-Doppelkupplungsgetriebe angeordnet ist", schrieb ein Journalist über ein neues Fabrikat. „Es liefert 85 kW und 330 Newtonmeter Drehmoment, was in Verbindung mit dem Vierzylinder zu 218 PS und 400 Nm Drehmoment führt. Die Fahrleistungen sind also recht beeindruckend."

Wenn die Fahrer nur von ihrem Smartphone ließen! Einer von vier Verkehrstoten in Italien war vor dem Unglück durch sein Mobiltelefon abgelenkt worden, und in den Vereinigten Staaten nutzten dieses kurz vor dem Unfall 57% der Verkehrsopfer. Der deutsche Filmemacher Werner Herzog drehte schon 2013 seinen 35-Minuten-Film „From one Second to the Next", in dem er das „tödliche Texten" am Steuer eines Wagens thematisierte. Auf diese Weise kann Mobilfunk töten.

Elektroniksmog

Die Probleme sind noch der hohe Preis, die geringe Reichweite und das dünne Ladenetz im Land. Es wird schon werden. Alle Kräfte werden darauf gerichtet. Ziel ist das auf Elektrobasis rol-

---

182 Zit. In: Dieter Schott, Elektrizität und … Stadt, in: Plitzner, S. 210

lende, voll vernetzte Fahrzeug. „Wir dürfen den digitalen Lifestyle nicht unterbrechen, sondern müssen ihn im Auto fortführen", sagte in einem Interview der frühere Opel-Chef Neumann. So werden Fahrer und Fahrerin, nachdem sie aus ihrem „Smart Home" in die Ledersitze ihres Autos gesunken sind, zu Angestellten ihrer Gerätschaften.

Wie ist es mit Elektrosmog im Elektromobil? Eine deutsche Firma hat sechs „Probanten" (so auf der Homepage) auf die Reise geschickt und will durch „dunkelfeldmikroskopische Untersuchungen" herausgefunden haben, dass Fließeigenschaften und Sauerstofftransport des Blutes negativ beeinflusst wurden und die „Stabilität der Zellmembran" auch. Was geschah nach Einsatz des Elektrosmog-Neutralisators, den die Firma zum Preis von 298 € vertreibt? „Die Zellen flossen wieder frei, wie nach einem Erholungsurlaub ..." Das Zitat stammt von einem Mann mit Doktortitel. Das ist Magie, verpackt in den Jargon der Wissenschaft, um aus Angst Geld zu machen.

Im Elektroauto sollte es mehr Elektrosmog geben. Viel ist darüber nicht zu finden. Die Berner Fachhochschule maß im Elektrowagen eines Mannes, der sich über Krämpfe und Gelenkschmerzen beklagte, eine magnetische Flussdichte von 6.000 Nanotesla im Fußraum und 24.000 über dem Radkasten hinten rechts. 10.000 Nanotesla wäre der Grenzwert für einige Stunden der ICNIRP (International Commission on Non-Ionizing Radiation). Der erste Wert stammt laut dem messenden Ingenieur von der Bordelektronik, der hohe Wert vom magnetisierten Stahlgürtel des Reifens. Es gab keinen Unterschied zu einem Benzinauto; vielleicht sei der Fahrer ja elektrosensibel.[183]

Die überbordende Elektronik in Fahrzeugen mit ihren Kabeln sorgt natürlich für elektrische und magnetische niederfrequente Felder. Kardanwellen, Achsen und Räder sind bewegliche magne-

183 www.ktipp.ch/artikel/d/der-elektrosmog-faehrt-mit/ ... abgerufen am 23.11.16

ELEKTROSMOG

tische Teile und verursachen wie die Stahlkarosserie dementspre-
chende Felder. Sie können besonders hoch sein, wenn die Batterie
im Kofferraum oder unter den Rücksitzen angebracht ist; dann
schaffen die Leitungen zum Motor durch die starken, in ihnen
fließenden Ströme ein starkes Magnetfeld.

In einem Automobil neuester Bauart sind meist um die achtzig
Computer versteckt, die auch recht klein sein können. Manchmal wird sogar eine zweite Batterie benötigt, damit sie laufen
können. Vorteil: Elektronische Bauteile verschleißen nicht mehr
und nutzen sich nicht ab. „Dafür", sagte verschmitzt lächelnd ein
Physikprofessor, „geht eben etwas anderes kaputt."

Mit Techno-Doping unterwegs

Wir befinden uns in einer großflächigen kulturellen Bewegung,
die weder e-soterisch noch e-litär ist. Alles wird „e". Oder „E"?
Die Schreibweisen sind noch nicht vereinheitlicht. Das eBook
oder E-Book (hat Mühe, sich durchzusetzen), die E-Zigarette
(immerhin weniger ungesund, als gar nicht zu rauchen), die eMail
oder E-Mail (es geht nicht ohne), e-commerce (erhöht stetig seinen Marktanteil), und wir erwarten weitere E-rrungenschaften.
Einige fahren schon auf den Straßen dieser wild bewegten Gesellschaft herum. Monowheel, Smart Scooter und Longboard
sind teure, noch unzuverlässige Fun-Gefährte mit Elektroantrieb.

Das E-Bike (oder eBike) fährt unverdrossen dahin. Auf lange
Sicht, meinen Experten, könnte jedes dritte verkaufte Fahrrad
ein „Pedelec" sein, wie der korrekte Name für solche Fahrzeuge
lautet, die ein E-Motor bis auf 25 km/h beschleunigen darf. Aber
darf man das so sagen: „Jedes dritte verkaufte Fahrrad?" Ein
Pedelec ist ja nur ein Pseudo-Fahrrad, unterwegs mit Techno-Do-
ping. Wer argumentiert, den Leuten das E-Bike mieszumachen
sei wie jemand, der die Waschmaschine abschaffen will, geht in
die Irre. Das Fahrrad war immer nur „niederschwellige" Hilfe im

Alltag, kombiniert mit Körperertüchtigung und Draußensein, und nie wurde Energie durch Muskelkraft mit besserem Wirkungsgrad genutzt. Das Mountainbike brachte Spaß im Gelände und war nie für lange Touren gedacht. Das E-Mountainbike bringt die Zusatzleistung, die man nicht brauchen sollte, wenn man ein echter Biker wäre.

Das E-Bike ist keineswegs der Ausweg aus einer schädlichen Technologie, denn was könnte ökologisch korrekter und ressourcenschonender sein als Fahrradfahren? Die Käufer von E-Bikes wollen mit weniger Anstrengung weiter kommen und kein allzu schlechtes Gewissen dabei haben. Auch dabei entsteht freilich Elektrosmog, der jedoch gewissermaßen „verblasen" wird, da man sich schnell bewegt.

Der „wahre" Radfahrer wird beklagen, dass man sich mit dem Elektrorad dem Motor und damit einer Energie aus fremder Quelle anheimgegeben hat, einer angeblich sanften Energie zwar, doch als „Sündenfall" erscheint es ihm, dem eingefleischten Radler, dennoch.

Auch beim Automobil ist die Elektrizität nicht ganz sauber. Da Strom etwa in den USA oft aus Kohlekraftwerken kommt, stoßen die Fahrzeuge (nach einer Studie von 2014) eigentlich mehr Kohlendioxid aus als ein schadstoffarmes Benzinauto.

Radfahren war immer eine Philosophie und eine Lebenseinstellung. Jetzt geht es um die Einstellung der Software. Frisch geduscht und mit der „intelligenten" Jacke am Leib wirft sich der Sportler auf sein Rad und einen Blick auf Smartphone und Display am Lenker, während schon sein Herzschlag gemessen wird. GPS zeigt ihm den Weg, und so radelt er geschwind und ferngesteuert durch die Lande und Gottes freie Natur. Was echte Radfahrer hinter sich lassen wollen, trägt er portabel mit sich: Die Verstrickung in die kalte Technikwelt.

„Fahrrad goes Smartbike", titelte die „Radwelt", das Organ des Allgemeinen Deutschen Fahrrad-Clubs (ADFC). Aber der Sportler ist gelassen. Das Hotelzimmer wird er von unterwegs reservieren. Sein teures Fahrrad braucht auch ein Zimmer, in dem der Akku sicher ist und neu geladen wird. Ein Hersteller gibt eine „Peace-of-mind"-Garantie: Wenn das integrierte Trackingsystem das 1800 € teure Modell nicht innerhalb von vierzehn Tagen wiederfindet, wenn es gestohlen wurde, wird es ersetzt. All diese „Gadgets" versprechen mehr, als sie halten. Bei einem Test der ADFC-Radwelt ließ sich ein Schloss, das durch Smartphone-App oder Fernbedienung zu öffnen war, dazu „erst nach mehrmaligen Versuchen und einem Neustart der App" bewegen.

Motor und Akku bleiben und werden möglichst verborgen – schamhaft und weil es technisch möglich ist. Das E-Bike soll sich in nichts von einem normalen Fahrrad unterscheiden. Der Fahrradhersteller Kalkhoff gibt „Codename Camouflage" aus. Camouflage ist französisch und bedeutet Verkleidung, Tarnung, Verdunkelung. „Sie sehen nichts, und das ist gut so", gibt der Hersteller den Konsumenten mit. Medien schmiegen sich ihrem Benutzer oder dem Gerät an und werden „in ihrem Vollzug tendenziell unsichtbar und haben deshalb einen prekären Status", meint Florian Sprenger.[184]

E-Motor und Akku vermitteln die Bewegung, sind Medien. Sie schenken einem die Freude, leichtfüßig Berge hochzufliegen und schnell einmal dreißig Kilometer zum Einkaufen in die Stadt zu fahren. Das hat jedoch einen Preis. Auf den Lithium-Ionen-Akku muss man gut aufpassen und ihn immer aufladen; ein Bedienungsfehler wird nicht verziehen. Wenn der Akku brennt, muss man ihn mit Sand löschen; Wasser geht nur, wenn Additive hinzugefügt wurden.

Wer den Akku ausliefert, braucht eine Lizenz als Gefahrgut-Transporteur. Wer ihn mit dem E-Bike bewegt, nicht. Aber wenn man sein E-Bike mitnehmen will, ist man ratlos: Im Flugzeug

---

184 Sprenger, S. 26

sind Akkus von mehr als 100 Wattstunden verboten, Fernbus-
linien lehnen den Transport ab, nur bei der Bahn sind normale
Elektrofahrräder erlaubt. „Am einfachsten ist die Mitnahme von
Elektrofahrrädern samt Akkus mit dem Auto", schreibt resigniert
die Zeitschrift „Radwelt". Ein noch nicht gelöstes Problem ist die
Entsorgung der Lithium-Ionen-Akkus, aber auch daran wird gearbeitet.

Die Fahrradwelt ist jedenfalls komplex und computerlastig
geworden. Der Händler muss die je gültige neue Software „auf-
spielen" und tippt immer häufiger auf einer Tastatur herum, wo
er früher nur mit Inbus- und Schraubenschlüsseln hantierte. Er
wird zum „Mastermind" des elektrisch beflügelten Radlers, der
ihn häufiger nötig hat als ein Normal-Radler. Der Teufel steckt im
Detail, und teuflisch anfällige Details hat das E-Bike eine Menge
zu bieten. Wir werden uns daran gewöhnen, und eine Flotte E-
Bikes wird ebenso normal sein wie eine nachts beleuchtete Straße.

Taghelle Nacht

Für die elektrische Straßenbeleuchtung in Deutschland gibt es ein
festes Datum: Den 7. Juni 1882, als Sigmund Schuckert Nürnberg
erhellte. Im September dann tauchte Elektrizität den Potsdamer
Platz in Berlin ins rechte Licht. Unwahrscheinlich klingt, obwohl
es wahr ist, dass Temeschwar im westlichen Rumänien 1884 als
erste Stadt flächendeckend elektrisches Licht einsetzte. Hannover,
eine „einst tote Stadt", wie es hieß, erwachte zu einem „regen
Nachtleben". 1893 waren viele Städte elektrisch beleuchtet, und
1894 bekam Stuttgart sein erstes Elektrizitätswerk.

München blätterte für die neuzeitliche Illumination einiges hin:
Die Rechnung für die elektrischen Lampen war vier Mal so hoch
wie die für die bisherigen Gasflammen, womit man allerdings

eine fünfundvierzig Mal höhere Lichtintensität erreichte, was allerdings dazu zwang, angrenzende Straßenzüge neu zu beleuchten und „hochzudimmen", um den Unterschied einzudämmen. 1914 war die mitteleuropäische Großstadt vorwiegend von elektrischem Licht geprägt.[185]

Gaslaternen gab es erstmals 1814 im Londoner Kirchspiel St. Margareth's zu bewundern. Die Beleuchtung verbreitete sich über die ganze Erde. Sie war zwar lichtschwach, aber ein Fortschritt gegenüber den Öllampen, die erstmals 1667 in Paris im großen Stil eingeführt wurden. 1688 erglänzte Wien schon im Schein von 2000 Gaslampen. Der Sonnenkönig Ludwig XIV. verwendete sich für die Ölbeleuchtung, passend zum Zeitalter der Aufklärung, das in Frankreich „Siècle des lumières" hieß, Jahrhundert der Lichter oder der Erleuchtung. Man meint jedoch, dass Ludwig nur besser kontrollieren wollte, was auf den Straßen „seiner" Hauptstadt vorging. Dennoch schrieb ein Paris-Besucher noch 1775, „diese Stadt" sei „groß, stinkend & schlecht beleuchtet".

Die Nacht im Mittelalter

Über die Ewige Stadt äußerte ein Tourist, „ganz Rom läge in völliger Dunkelheit, gäbe es nicht die Kerzen, die Bürger in ihrer Verehrung manchmal vor einige Statuen der Jungfrau aufstellen". Papst Gregor VI. verbot die Straßenbeleuchtung, um Revolten von Aufständischen zu verhindern, was nicht unbedingt einsichtig ist, aber vielleicht päpstliche Logik war.[186]

Im Mittelalter flackerten und blakten Kienspäne oder Lampen, die Öle oder Fette verbrannten. Das Buch „At Day's Close", das Roger Ekirch nach 20-jähriger Recherche 2005 veröffentlichte, konfrontiert uns mit der Nacht im Mittelalter. Die Nacht hat den

---

185 Schott, Elektrizität und die mentale Produktion von Stadt, S. 205-225, in: Plitzner
186 Roger Ekirch, At Day's Close, S. 74/337

Menschen immer geängstigt, auch wenn man sagen kann: Wenn es dunkel wird, beweist dies, dass das Weltall weder unendlich groß noch unendlich alt ist. Es dehnt sich weiter aus, und das Licht weit entfernter Sterne trifft nicht mehr im Bereich des sichtbaren Lichts ein; in einem unendlichen Universum mit gleichmäßig verteiltem Material sollten wir viele Sterne sehen, die andauernd leuchten würden wie die Sonne, meinte zumindest der deutsche Arzt und Astronom Wilhelm Olbers.

Wer nach Einbruch der Dunkelheit im Mittelalter draußen war, riskierte sein Leben. Durch den Vitaminmangel sahen die Leute nachts schlecht, auch wenn es ohnehin nichts zu sehen gab, denn eine Straßenbeleuchtung gab es meist nicht, dafür zahlreiche Kanäle, Flüsse, Baumstümpfe und Gruben mit menschlichen Exkrementen, und wer betrunken vom Dorfkrug nach Hause torkelte, erlebte den nächsten Tag oft nicht mehr. In den Ansiedlungen marodierten überdies Räuber und Mörder, die sich die Dunkelheit zunutze machten. Die Mordquote lag fünf bis zehn Mal über der heutigen, und die Täter wurden nie gefasst, da auch eine Polizei nicht existierte. Wo es dunkel ist, gibt es nicht einmal Schatten.

Alle Dinge, die Gott erschuf, werfen Schatten. Sie und nicht das Licht, das unsichtbar ist, erinnern an das unendliche Licht Gottes, heißt es im Islam. Die Schatten mildern dieses unendliche Licht, das uns unerträglich wäre, und machen es endlich und wahrnehmbar. Überhaupt besagt ein Vers, den Rabbi Nechunja ben Hakara zitierte: „Auch Finsternis ist vor Dir nicht finster, und Nacht strahlt wie der Tag, Finsternis wie Licht."

In Dante Alighieris „Göttlicher Komödie" wundern sich im „Purgatorium" die leidenden Seelen, dass Dante, der Dichter auf der Reise durch das Fegefeuer, einen Schatten wirft, denn die Seelen und Geister sind transparent. Der Schatten gehört zum Menschen, und hoch entwickelte taoistische Meister spürten es gar, wenn jemand auf ihren Schatten trat. Sie heilten auch Krankheiten, indem sie am Schatten des Patienten arbeiteten, ähnlich wie Heiler, die die Aura kneten.[187]

Nonstop-Beleuchtung

Die scheinbar ewige Nacht des Mittelalters, in der nur auf Gott zu hoffen war, wurde in der Neuzeit allmählich „in den hellsten Tag" verwandelt. Dadurch verschwanden die nächtlichen Techtelmechtel der Geschlechter und ihre Kopulationen, hatte doch Shakespeare geschrieben: „Die Lieb' ist blind, das Dunkel ist ihr recht." Die Armen wanderten nicht länger freizügig in der Nacht umher. Das Licht führte zu Kontrolle und zur Unterdrückung der Triebe. 1825 wurde der Londoner Anwalt George Price bestraft, weil er gegen eine Straßenlaterne in der Maiden Lane uriniert hatte, was früher in der Dunkelheit eine lässliche Sünde gewesen war.[188]

Laurens van der Post schrieb einmal (1953) über den afrikanischen Ureinwohner, er sei ein Kind der Dunkelheit, deren Geheimnisse ihm bekannt seien. „Er geht in die Nacht wie zu einem Freund, betritt die Dunkelheit, als wäre sie sein Heim, als wäre die schwarze Kurve der Nacht die Kuppel seiner Hütte." Wir hätten zu viel vom Licht und nicht genug von der Nacht und der Weisheit der Dunkelheit, denn wir seien „gegen uns selbst gespalten und unendlich gegen die Nacht eingenommen".[189]

Spät hatte sich die biblische Verheißung „Es werde Licht" in den Städten verwirklicht. Das Licht machte und macht sich zuweilen störend bemerkbar, wenn man schlafen will: Es ist auch Elektrosmog (da ja elektromagnetischen Ursprungs). LED-Lampen verbrauchen ja „fast gar keinen Strom", sagt beglückt der Bürger, und was nichts kostet, muss weidlich ausgenutzt

---

187 Kaiguo, Drachentor, S. 75
188 Ekirch, S. 334
189 Laurens van der Post, Venture to the Interior, S. 227/228

werden. Wo vorher Bewegungsmelder angebracht waren, schlagen nun grelle Lampen Schneisen in das Dunkel bis zum nächsten Morgen. LEDs sind extrem hell, wie die Lichter einer kalten Hölle.

Wer sich mit ihnen aktiv schützen möchte, gefährdet sich erst recht – die Paradoxie steckt im System; das Zuviel kehrt sich gegen seinen Urheber – denn die scharfen LED-Lichter der Autos und Fahrräder blenden und könnten Entgegenkommende aus der Bahn bringen. Auch die „passive Sicherheit" des dicken Geländepanzers kommt aggressiv und aktiv daher. Der Sicherheitswahn ist ins Absurde umgekippt.

Unsere Nonstop-Kultur mit Beleuchtung am Tag und in der Nacht, innen und außen, leidet unter Nachtverschmutzung durch Licht. (Das Wort „Lichtverschmutzung" ist natürlich Unfug.) Astronomen müssen die letzten Wüsten der Welt aufsuchen, um Sternbilder gut sehen und die Majestät der Milchstraße bewundern zu können. Ganze Sternbilder sind uns ferngerückt. Dafür haben wir hier unten bald den ewigen Tag, und immer mehr Menschen schieben Nachtschichten, was nicht gesund sein kann. Geschäfte haben lange offen, Mitarbeiter arbeiten zu Hause noch nach, Call-Centers sind bis Mitternacht erreichbar. Kein Sendeschluss wie im Fernsehen früher; die Welt sieht sich selber zu und verfolgt jeden Schritt ihrer Bewohner.

Der Sonnenkönig mit seinem Kontrollbedürfnis wäre heute bezaubert – und dies über alle Maßen, erführe er von den fünf Millionen Fernsehkameras in Großbritannien (beim alten Feind, aber auch in des Sonnenkönigs heutigem Land dürfte es ein paar Millionen geben), die jedem Bürger, der sich in die Außenwelt wagt, täglich dreihundert kostenlose Auftritte auf Bildschirmen bescheren. Früher, in der mittelalterlichen Nacht, war man sich gleichwohl gewiss, dass Gott alles sah; auch heute sieht jemand alles, aber wer? Die Heerscharen von „Big Brother", die Kohorten des Lichtbringers Luzifer? Nein, es werden gelangweilte Wachleute sein, die zerstreut auf ihre Monitore blicken und nebenher in ihren „Burger" beißen.

Das Straßenlampenspiel

Die Quantenphysik ist trickreich, die Elektrizität auch, und wenn das Bewusstsein mitspielt, kommt es zu den verblüffendsten Phänomenen. Wissenschaftler drücken sich vor ihnen; sich auf sie einzulassen, bleibt begeisterten Laien, den „Amateuren" (in denen das lateinische „amare", lieben, steckt) vorbehalten. Der Engländer Hilary Evans aus London wirkte schon 1994 bei einem Kugelblitz-Kongress in Salzburg mit seinem weißen Haar und dem weißen Bart wie ein Nachfahre des Zauberers Merlin, und schon damals sprach er von der „Streetlamp Interference", kurz SLI. 2010 hat er ein Buch über die Menschen veröffentlicht, die elektrische Straßenlaternen scheinbar aus- und anschalten können; sie fallen jedenfalls aus, wenn sie unter ihnen hindurchgehen, und springen danach wieder an. 2011 ist Hilary Evans gestorben, dreiundachtzig Jahre alt.

SLI ist ein weltweites Phänomen, das nicht immer passiert, sondern nur dann, wenn es eben passieren soll. (Ich kenne das und „kann" das auch.) Es geschieht nicht auf bewusste Weise, ist jedoch eine „gegenseitige Transaktion, man könnte fast sagen, eine Vereinbarung" zwischen jemandem, der keine Wahl getroffen hatte, und den Lichtern, die nicht ausgewählt wurden, schreibt Evans. Man müsse an einen kosmischen Scherzbold denken, den „cosmic trickster". Das Phänomen sei „rein" – es gebe weder Neben- noch Nach-Wirkungen, keine Angst trete auf, keine Rechnung sei zu bezahlen, nichts aufzuräumen … und die Straßenlaternen seien „ideale Ziele", die jedoch in den Blick geraten oder passiert werden müssten. Sieht der Mensch die Laterne, so sieht die Laterne den Menschen. Es kommt zu einer Wechselwirkung.

Erklärbar ist das nicht. In den Laternen wirken Merkur und

Natrium unter Hochdruck sowie Natrium mit niedrigem Druck. Der Strom passiert durch Flüssigmetall, das durch einen Kreislauf angeheizt werden muss, um zu einem Gas zu werden. Wenn die richtige Temperatur erreicht ist, leuchtet die Laterne und behält ihr Licht, solange die Spannung aufrechterhalten wird. Man muss wohl eine elektrische Kraft aufwenden, um sie ausschalten zu können. Aber: Wenn du es willst, geschieht es nicht; wenn du aufgibst, es wollen zu wollen, geschieht es spontan. Freude und Begeisterung, Trübsal und Trübsinn können SLI auslösen. Jeder kann ein SLIder sein.

Ein Psychologe aus Great Falls in Montana erzählte Evans: „Vor vielen Jahren, als ich ein bestimmtes Mädchen häufiger traf, nahm dieses Phänomen klarere Formen an. Das Mädchen lebte in einem anderen Stadtteil, und als ich danach auf den Freeway fuhr, fiel jedes Licht aus, unter dem ich hindurchfuhr. Das geschah unvermeidlich an den Abenden, an denen wir Sex hatten. An anderen Abenden gingen nur einige Lichter aus; anders war es an den Abenden, die unsere Leidenschaft entzündet hatten."[190]

Doch was bedeutet das schon angesichts der vernetzten Straßenlaterne von Microsoft und EnBW, an der sich die Leidenschaft der „Community" entzünden soll? Die Lampe hat auch einen schicken Namen bekommen, dem man ansieht, dass lange an ihm herumgetüftelt wurde: SM!GHT. „Neben WLAN-Hotspot für drahtlosen Internet-Zugang, Ladestation für Elektrofahrzeuge und Notrufsäule für Hilfesuchende soll die Straßenlaterne auch als Messstation für Umweltdaten dienen. Möglich wird dies durch Sensoren in der LED-Laterne, die über die Cloud dann zentral verwaltet werden können", schreibt eine Zeitschrift, die sich als „Das Business IT Journal" bezeichnet.

Arme Straßenlaterne! Sie wird zum Multitasking verdammt, obwohl sie bloß die Straße beleuchten möchte. Geräte werden

---

190 Hilary Evans, Sliders, S. 37/39/95

mit Funktionen überfrachtet, Menschen mit Aufgaben überlastet. Idyllisch wirkt da der fünfte Planet, den Saint-Exupérys Kleiner Prinz in dessen gleichnamigem Buch aufsuchte: eine Straßenlaterne, ein Laternenanzünder. Mehr hat nicht Platz. Die Weisung, jeweils bei Sonnenaufgang und -untergang tätig zu werden, setzt den Mann jedoch tüchtig unter Stress, da der Planet sich immer schneller dreht. Kaum brennt die Lampe, muss sie schon wieder ausgelöscht werden. Der menschliche Anzünder wird schneller ausgebrannt sein als seine Laterne, und irgendwann geht er, wegen der hohen Rotationsgeschwindigkeit seines Planeten, von und über Bord.

Heute jedoch schalten sich Lampen computergeregelt von selber ein, und wenn gewünscht, sogar mehrmals. Immer höher wird die Innovationsgeschwindigkeit auf diesem Planeten.

Viele Smarties

„Unser Haus wird zweifelsohne und nach und nach immer menschlicher werden", schrieb Antoine de Saint-Exupéry 1939 in „Terre des Hommes". „Die Maschine selbst tritt, je perfekter sie wird, immer weiter hinter ihre Funktion zurück."[191] Mit dem Haus meinte „Saint-Ex" unseren Planeten und schwärmte von dem Ingenieur, der nachts über Bauplänen brütet, jedes Detail bedenkend – so wie Oswald Spengler schon 1919 in „Der Untergang des Abendlandes" den Ingenieur (männlich) als Hauptfigur des künftigen Zeitalters der Technik sah; er sei „der wissende Priester der Maschine".[192]

Früher reimte sich „Maschine" leichter auf „menschlich". Heute ist das Zauberwort smart: intelligent. Um einen smarten Planeten zu haben, braucht man smarte Länder. Anzufangen wäre mit

---

191 St.-Exupéry, Terre des Hommes, S. 51
192 Spengler, Untergang des Abendlandes, S. 1191

einer „smart city", als die sich Songdo City bei Seoul in Südkorea vordrängt: Die Stadt, die angeblich mitdenkt. Bis 2020 sollen 70.000 Menschen in ihr leben, die bis in ihre Häuser videoüberwacht werden und alle ihre Daten abgeben, wodurch sie vieles von zu Hause erledigen können und sich sicher fühlen. Die Straßenbeleuchtung springt erst an, wenn ein Mensch unterwegs ist, alles ist geregelt, aber, so ist zu lesen, der Überwachung entrinnt man nicht und los ist auch nicht viel. „Etwas tot" wirke Songdo City, doch das ist der Preis für die Sicherheit.

Smart heißt intelligent. Doch der Ausdruck Intelligenz war immer mit „Vieldeutigkeit und Unbestimmtheit" umgeben, schrieb Ernst Cassirer. „Wenn wir unter Intelligenz entweder Anpassung an die unmittelbare Umwelt oder die Änderung einer Umwelt durch Anpassung verstehen, dann müssen wir zweifellos den Tieren eine verhältnismäßig hoch entwickelte Intelligenz zusprechen."

Und wohl auch Computern, Cities, Homes und was immer sich heute „smart" schimpft. Für den Menschen entwickelte man den Intelligenztest und pries den, der einen hohen Intelligenzquotienten hatte. Das war ein Rechenfehler. Intelligenz wurde bald nicht mehr zu einer Eigenschaft, sondern zu einer Funktion. Intelligent ist, wer ein Problem elegant löst.

Der Mensch erreichte jedenfalls mehr als die Tiere: Eine „symbolische Einbildungskraft und Intelligenz", meinte Cassirer.[193] Seine „symbolischen Formen" sind Mythos, Sprache und die Kunst; damit entstehen neue Aussagen, die, verborgen und verschleiert, auf einer anderen Ebene zu lesen sind.

Die „intelligente" Elektrifizierung fing im Haushalt an. Schon 1893 hatte anlässlich der Weltausstellung in Chicago die „Illinois Staats-Zeitung" die „Küchenfee" zum Ingenieur hochgejubelt: „Wie der Kapitän auf der Kommandobrücke seines Schif-

---

193 Ernst Cassirer, Was ist der Mensch?, S. 48

fes steht sie vor dem elektrischen Kochheerde." 1877 hatte sich ein Dienstmädchen von Werner von Siemens in einem offenen Brief eine „öllektrische Kochmaschine" gewünscht, in Chicago zeigte Friedrich Wilhelm Schindler dann sechzehn Jahre später seine vollelektrische Küche. Das heißt: Er ließ sie von der Köchin Adelheid Schultheiss aus dem Vorarlberg vorführen. Das Home war schon etwas „smart" geworden.[194]

Die öden Tätigkeiten sollten wie von einer zauberischen Hand verrichtet werden. Die Küchenfee war nur das lebende ausführende Organ der überlebensgroßen und sagenhaften „Fée électricité", die Wunder versprach. Die Göttin Ceres oder Demeter vertrat im 19. Jahrhundert, das gern alte mythologische Bilder bemühte, die Landwirtschaft. Künstler bildeten dann eine Frauengestalt über einem Flügelrad und der Weltkugel ab, gaben ihr Blitze und Lichtstrahlen in die Hand, und fertig war die Allegorie für die Elektrizität. Diese „Göttin des Lichts" prangte bis vor hundert Jahren auf vielen Ausstellungsplakaten, doch als die echte Elektrizitäts-Fee sich endlich materialisierte – durch das 600 Quadratmeter große Wandbild „La Fee Électricité", von Raoul Dufy für die Pariser Weltausstellung 1937 gemalt –, war es mit dem Zauber schon wieder vorbei. In der Vorkriegszeit wurde marschiert, nicht mythologisiert.

Dennoch: Die elektrischen Pumpen und Motoren, die Kühlschränke, Nähmaschinen und andere Haushaltsgeräte ließen die untergeordneten Tätigkeiten zurücktreten „und damit auch die Unterordnung an sich", schrieb David Bodanis. Die Elektrifizierung führte mit zur Emanzipierung der unterdrückten Schichten. Arbeiter und Frauen erhielten das Wahlrecht.

---

194 The Amazing Magic …, in: Plitzner, S. 87-103

Energiewendetauglichkeit und Cloudbasiertheit

Hundert Jahre später wusste man kaum mehr, wie sich das bequeme Wirtschaften im Heim noch bequemer gestalten ließe. Der Chip und diverse Vernetzungen mit Kühlschrank und Heizung eröffneten neue Möglichkeiten; Rollladen senken sich ja schon seit langem vollautomatisch. Das Ablesen des Elektroverbrauchs sollte automatisch geschehen, die (nicht immer garantierte) Ausstrahlung des Ablesers durch die Strahlung der Lese- und Messgeräte ersetzt werden.

„Mit dem Gesetz zur Digitalisierung der Energiewende setzen wir das Startsignal für Smart Grid, Smart Meter und Smart Home in Deutschland und ermöglichen so die digitale Infrastruktur für eine erfolgreiche Verbindung von über 1,5 Millionen Stromerzeugern und großen Verbrauchern", schreibt das Bundesministerium für Wirtschaft und Energie. „Im Zentrum steht die Einführung intelligenter Messsysteme. Sie dienen als sichere Kommunikationsplattform, um das Stromversorgungssystem energiewendetauglich zu machen."

Drei mehrspännige Wortungetüme von je über zwanzig Buchstaben tragen diesen letzten Satz voran. Dafür wird unsere Sprache von unseren Nachbarn so gefürchtet, wie sie deutsche Präzision und Pragmatik verehren. Wir bekommen einen Vorgeschmack darauf, wie praktisch und einfach das neue Vorgehen sein wird. Im Frühjahr 2017 waren bereits sechs Millionen private „Smartmeters" in Deutschland installiert, und Studien ermittelten bald, dass viele falsch zählten.

Das 1949 gegründete Bundesministerium (BM) für Wirtschaft erhielt nach fünfzig Jahren die „Technologie" mit angehängt, die im Dezember 2013 weggelassen und durch die „Energie" ersetzt wurde. Also nun „BM für Wirtschaft und Energie". Es gibt viel energetischen Regelungsbedarf; ohne Energie geht es „gar nicht". Man rüstet sich für die digitale Zukunft und verkündet (wie Baden-Württemberg im Dezember 2016), die Digitalisierung vorantreiben zu wollen. Unaufhaltsam ist das, sogar „alternativlos", wie es scheint.

Diese Gesellschaft will anpacken. Gedanken sind ihr unheimlich, eine weltanschauliche „Vision" hat sie nicht, das Sparenwollen ist der gemeinsame Nenner im Volk, also erfand man sich die Energiewende und die Digitalisierung, um sich etwas zu tun zu geben; und was deutsch ist, macht keine halben Sachen. „Der Zweck heiligt die Mittel", hieß es einmal. Nun werden die Mittel (Medien und Produkte) zu Zwecken erklärt, ein Mineralwasser ist die Offenbarung, eine „App" die Erlösung von allem Übel, und der Kartoffelsalat nach Rezept des Starkochs wird zum „unvergesslichen Erlebnis". Großflächiger Beschuss.

Wie die Strahlen unsere Welt lückenlos eindecken, ist jede Ecke mit sich prostituierenden Produkten gefüllt. Da geht der Blick auf das Wichtige verloren. Abstraktion und Ironie verkümmern, während Oberfläche und Atmosphäre triumphieren, und die Tiefe verschließt sich. So wurstelt man sich munter voran und singt sich vor, alles werde immer besser, schneller und größer werden.

Doch die elektronische Welt hat ihre eigenen Gesetze und wird sie uns aufzwingen. Totale Technik geht immer ins Totalitäre. Protokolle geben den Firmen Kontrolle über die Arbeitsabläufe und über ihre Mitarbeiter, die gezwungen sind, sich selbst zu kontrollieren. Beratung wird zum Abhaken von Fragen, die der Computer festgelegt hat, und danach muss gleich das Datenblatt ausgefüllt werden. Was die Firmenleitung an Autonomie gewinnt, verliert der Mitarbeiter. Jeder Handgriff muss dokumentiert, jede Serviceleistung vom Kunden bewertet werden. Der Überwachungsstaat ist schon unter uns. Die Freiräume sind enger geworden.

„Smart Meters", diese elektronischen Ablesetechniken für Strom, Wärme, Kälte, Gas und Wasserverbrauch, sind Radiosender und -empfänger. Sie arbeiten in den Frequenzbändern 902-

928 MHz und 2,4-2,48 GHz, also ähnlich wie WLAN, Drahtlostelefone und Mikrowellenöfen. Die Strahlen der Smart Meters zucken in extrem kurzen Pulsen, von denen jeder 2 bis 2o Millisekunden dauert. Die Pulsrate ist nicht vorhersagbar, hat aber extrem lange Wellen. Die Radiostrahlung ist zwar niedrig, aber die genannte durchschnittliche Strahlung ist wie immer trügerisch, da deren Wert die Spitzen einebnet. In zwanzig Zentimetern Entfernung von den Messgeräten kann man durchaus eine Intensität von 229 Milliwatt pro Quadratzentimeter feststellen.[195]

Aber: Datenschutz garantiert. Er werde, heißt es zu den drei oben erwähnten „Smarties", „ganz groß geschrieben – wir haben die anspruchsvollsten Regeln in Europa eingeführt". Der ADAC hat ermittelt, dass die Elektronik im Auto ebenfalls zahlreiche Daten registriert und weitergibt. Welche, warum und wohin die Daten fließen, ist nicht ganz klar. Außerdem, dies sei noch angemerkt, dringen Unternehmen, vom Staat dazu eingeladen, wie schon beim befohlenen Einbau von Brandmeldern in die Privatwohnungen ein, hierzu eingeladen von den Bewohnern. Die Strahlenflut begleitet überhaupt die neue Aggressivität von Firmen, die potenzielle Konsumenten zu Hause anrufen und bei ihnen vorsprechen.

„Eindringen" und „Einbruch" müssen neu aufgefasst werden, auch wenn neue Systeme mit Chip und Kamera das althergebrachte Vorgehen erschweren. Der Internetanschluss ist die Eingangspforte für Junk-Smog und Betrugsversuche. Ein Hacker kann auf den Bahamas – die Füße im Pool, die Finger auf der Tastatur, einen Capirinha neben sich – die einträglichsten Diebstähle vornehmen.

Der Datenschutz reicht so weit wie die Fantasie der Schützer. Der titanische Kampf zwischen Hackern und Trackern – die Aufspürer, Verfolger, Detektoren – wird kein Ende finden, solange

---

195 Proud, S. 99

findige Gehirne tätig sind. Der große Cyberangriff von Mitte Mai 2017, der 150 Länder betraf und 75.000 Computer lahmlegte, war ein Menetekel und zeigte, „wie verwundbar eine Gesellschaft ist, die sich zunehmend digitalisiert", schrieb die Frankfurter Allgemeine Zeitung. Es werde jedes Jahr schon eine Milliarde Dollar an Erpresser gezahlt, die Computer blockieren und „als Geisel nehmen". Es werden Viren als Köder ausgelegt, und es findet sich immer jemand, der darauf hereinfällt und zuschnappt.

Um mehr Sicherheit zu haben, müsste man Netze vom Internet, dem Großen Netz, abkoppeln. Das wäre gleichbedeutend mit dem Eingeständnis, dass sich die ganze Welt nicht so einfach zusammenschließen lässt; dass im Hintergrund ein böses Prinzip wirkt; dass die Menschheit als Ganzes noch nicht reif ist für Freiheit, Gleichheit und Brüderlichkeit. Die „Cloud" ist eine Lösung. In der Wolke, „sehr weiß und ungeheuer oben", sind die Daten geborgen. Vieles hätte man „längst vergessen / Wenn nicht die Wolke dagewesen wär" (schrieb Brecht über einen Kuss im Gedicht „Erinnerung an die Marie A.").

Thing-Tanks

Fabriken, die zu Smart Factories werden wollen, kommen nicht um einen „Migrationsprozess" herum, der sie zum Cloud Computing führen wird – von der „cloud", der Wolke, in der die Daten aufgehoben sind. Die „cloudbasierte IT-Infrastruktur" ermöglicht den Datenabgleich zwischen dezentralen Produktionseinheiten. In Smart Cities ermöglichen es „Beacons" (Leuchttürme), auf „Mobile Devices" neue Informationen aufzuspielen. Die anglizistisch aufgepeppten Verheißungen der IT-Branche (IT für Informationstechnik) sind die magischen Beschwörungsformeln einer zukunftstrunkenen Gesellschaft, die sich vor der Gegenwart in Science-Fiction flüchtet, die „Zukunftsforscher" ihr als attraktive Visionen hinstellen.

Man mag gar nicht an die Strahlung denken, die von allen Seiten auf den Bewohner der Ballungsgebiete eindringen wird, in denen sich nun ja mehr als die Hälfte der Weltbevölkerung zusammendrängt.

Aber auch die „Clouds" drängen sich zusammen. 2014 bedienten sich ihrer 44% aller deutschen Firmen, um ihre Daten auszulagern, 2015 waren es 54%, 2016 schon 65%. Der Firmenleitung mag es vorkommen, als sei ihr Allerheiligstes in der „Cloud" gut aufgehoben. Doch in der Bibel gibt es keinen Zugang zu ihr, und in dem biblischen Buch „Klagelieder" spricht der Leidende den Allerhöchsten so an: „In Wolken hast du dich gehüllt, die kein Gebet durchdrang." Für Jerusalem will Er sogar eine „Feuermauer" errichten („wall of fire") und in deren Mitte „zum herrlichen Lichtglanz werden".[196]

Das *Internet of things* (IoT) will bis zum Jahr 2020 vierunddreißig Milliarden Geräte miteinander vernetzt wissen. Derzeit sollen es sieben Milliarden sein. Daten und Dinge. In unserem weitverzweigten Kastenwesen kommunizieren wir ja ständig, auch wenn wir in den großen Kästen sitzen, die Räder haben, oder in denen mit Fenstern (unsere Häuser), und wir blicken unausgesetzt in flache kleine oder größere Kästchen. Wir meinen, zu steuern – und werden gesteuert. Wir verlieren Fertigkeiten. Wer einmal mit dem „Navi" fuhr, öffnet keine Landkarte mehr.

Ein Buch ist ein Unding, denn ein „Ding" muss empfangs- und sendefähig sein. Dieser „Zusammenhang mit Anderem" ist „die Negation seiner Selbstständigkeit", schrieb Hegel in seiner „Phänomenologie des Geistes", und das Ding gehe „zugrunde", verliere die Eigenschaft, „für sich seiendes Eins zu sein". Es ist nun untergeordnet, ist vernetzt.

Das Smartphone wird zur Wundertüte, und sein „User" zum

---

196 3:44, S. 1289; Sacharja 2,9

Zauberer. Wenn er sich zudem einen Chip einpflanzen lässt, gehört er selber zu Milliarden vernetzten Dingen. Mit einer Armbewegung kann er Türen öffnen und Geräte bedienen. In einer schwedischen Firma mit dem sinnfälligen Namen „Epizentrum" (Epicenter) hatten sich im Frühjahr 2017 schon 150 von 2000 Angestellten den Chip „Rfid" einpflanzen lassen, wie die Presse berichtete. Die Firmentreue gehe unter die Haut, würde jeder Journalist schreiben. Jeder neue Chip-Besitzer wurde mit einer Party gefeiert. Man ist damit anscheinend initiiert und gehört zu einem speziellen Orden.

Der „Hot spot", für Elektrosensible die Potenzierung des Horrors, wird schon als positive Metapher verwendet, als handelte es sich um einen kreativen Hochofen. Auf den Hot Spots spielt sich künftig das entscheidende Geschehen ab. Städte würden zu den neuen „hot spots of conflict" werden, schrieb ein Autor.

Es wird Fehler und Irrtümer geben. Strahlung führt oft zu Störung. Wie elektrisches Gerät auf „falsche" Strahlung reagiert und was überhaupt die falsche Strahlung ist, weiß keiner. Elektromagnetische Strahlung ziellos in die Welt zu pumpen, sieht nach einem unkontrollierten Feldversuch aus. Der Mensch steht ohnmächtig daneben.

Der „worst case" wäre eine Kettenreaktion, wie sie aus einem Film mit dem Komödianten Loriot bekannt ist: Er ist zu Besuch bei einem Freund und rückt, in einem Zimmer alleingelassen, ein Gemälde gerade, was dazu führt, dass ein Regal ins Kippen kommt – und am Ende ist das gesamte Zimmer verwüstet. Die Heizung wird, nehmen wir einmal an, durch ein defektes Smartphone hochgeregelt, der Kühlschrank kühlt noch stärker, bis er zusammenklappt, alle Lichter fallen aus und Feueralarm wird ausgelöst …

Denn vieles, was sich „intelligent" schimpft, ist bloß programmiert und somit konditioniert wie der Pawlowsche Hund, der auf ein Bimmelsignal hin Appetit verspürt. Smart oder intelligent macht der Programmierer/die Programmiererin das Gerät. Es soll meinen Gedanken voraneilen und Wünsche erfüllen, bevor sie geäußert werden. Doch damit werden wir entmachtet; die „Intelligenz" des Geräts verfügt über uns, denkt für uns – und Richtschnur ist der durchschnittliche Konsument, der selten in seinem Text „DNA" verwendet, also wandelt das blöd programmierte Programm das Kürzel stur zu DANN um. Wir werden uns noch oft ärgern dürfen.

Ulrich, der „Mann ohne Eigenschaften" in Robert Musils Roman, begreift, dass seine Bemühungen sinnlos sind, als er von einem „genialen Rennpferd" lesen muss. Nachdem Liebe und Leidenschaft von der Werbung profaniert wurden, demontiert man nun die Intelligenz. Alles ist smart: intelligent.

Um zu wissen, was womit vernetzt ist, müssen wir uns noch auf den Smart-Meter-Gateway-Administrator verlassen. Durch Bill Gates, Woody Allen und den ganzen Computing-Wahn ist der weltfremde, versponnene, egozentrische „Nerd" zu Ehren gekommen, eigentlich der „Trottel", den man früher gern mit Hornbrille und unmodernem Outfit porträtierte. Er (es sind meist Männer), die Neuausgabe des „wissenden Priesters der Maschine" und des „zerstreuten Professors", ist ein Leitbild, weil er Erfolg hat. Nerds sind „smart" und haben keine Angst, es zu zeigen. Diese smarten Leute in Turnschuhen und Jeans jagen uns von einer Revolution in die nächste, den Kaffeebecher in der Hand und den UBS-Stick als Phantom-Genital in der Hosentasche.

Geni(t)ales

Alles, was du tust, kann gegen dich verwendet werden. Es führt zu einer Zahl, zu einem Faktum, zu einem Datum, das wohl die Einzahl von „Daten" ist. Das englische „Daten" allerdings oder „Dating" führt nicht selten zu Geschlechtsverkehr und dieser wiederum künftig zu Daten. Das i.Con, entwickelt von

BritishCondoms, ist ein winziges Gerät, das an einem Kondom angebracht wird. Es soll laut einem Artikel von „La Repubblica" Ende Juli 2016 etwa 70 € kosten und Sex-Daten registrieren: Verbrannte Kalorien, Dauer, Geschwindigkeit, Intensität, Körpertemperatur, die unterschiedlichen Bewegungen. Eine Stunde Aufladen, sechs bis acht Stunden Einsatzbereitschaft. Durch eine App kann man diese Informationen mit anderen teilen, auch anonym. Eigentlich müsste man seinen Sexualpartner informieren: „Schatz, ich setze i.Con ein, ist dir das recht?" Schon beginnt der Gladiatorenkampf. Wer verbrennt mehr Kalorien?

Zwei Menschen vereinigen sich und erzeugen Informationen, die über das Ausmaß ihrer Leidenschaft in jener Nacht etwas aussagen. Mehr sagt es nicht. Oder sagt es: Ich bin eine „fake news"? Können wir auch glauben, dass eine Firma in Kalifornien den schönen weiblichen Sexroboter „Harmony" im Programm hat, der 14.000 € kosten soll, Sex in vielen Stellungen zulässt, sogar Shakespeare zitieren kann und selbst aktiv wird? „Abyss Creations", also Abgrund-Schöpfungen, soll die Firma laut „Guardian" (April 2017) heißen. Klingt fast erfunden.

Elektrosmog wird immer mitgeliefert, doch keine Situation ist denkbar, in der man sich weniger darum sorgen würde. Im Sommer 2012 überprüfte der Baubiologe Wolfgang Maes sieben Vibratoren. Er ermittelte 500 bis 35.000 Nanotesla im niederfrequenten Hertz-Bereich, 80 bis 3.000 im höherfrequenten Kilohertzbereich. „Gemessen wurde in direktem Kontakt, mit Abstand lässt das Feld schnell nach. Ja, das ist bedenklich … solche Magnetfelder werden bereits ab 300 nT nicht nur von der WHO mit Kinderleukämie und Krebs in Verbindung gebracht." Allerdings beziehen sich die Studien auf Daueineinflüsse, und „der Vibrator dürfte wohl kein solcher sein". Vermutlich gilt dies auch für elektrische Zahnbürsten, Rasier- und Depiliergeräte. Doch träten die hohen Feldstärken beim Vibrator in unmittelbarer Nähe zu inneren Organen auf. Sollte frau von seinem Einsatz Abstand nehmen?[197]

Nun sind wir schon im Intimen. Es stellt sich zuweilen ein, wenn es einen Stromausfall gibt. Das gehört zum Epilog, also nicht mehr richtig zum Thema, doch ein Ende ohne Strom ist wie eine Welt ohne Licht: Vor dem Beginn der Schöpfung.

Stromausfall

Die Frau blickte hinunter auf die hell erleuchtete Stadt. Dann wollte sie das Licht im Wohnzimmer einschalten. Sie drückte auf den Schalter – und die Riesenstadt unter ihr erlosch. Alles lag in Finsternis. „Oh Gott!", stammelte sie. „Was habe ich angerichtet!" Diese Geschichte stand in einem Englischbuch des Gymnasiums, und ich habe sie nie vergessen. Vielleicht war sie nicht wahr, sondern nur „gut erfunden". Es mag sich um den großen Blackout New Yorks 1966 gehandelt haben (1972 folgte ein zweiter). Als damals der Strom ausfiel, kam es zu weitreichenden Plünderungen, und daran zeigte sich, „wie dünn der zivilisatorische Firnis über der ‚zweiten Natur' der infrastrukturellen Versorgung ist", schrieb Dirk van Laak. Dann erwachen auch andere vergessen gemeinte Triebe. Durch einen Stromausfall kommen sich die Geschlechter wieder nah – und neun Monate danach mehr Kinder zur Welt.

Im Kriegsjahr 1942 hieß ein Buch „Die unsichtbare Armee", und gemeint war die Elektrizität. Im italienischen Faschismus sprachen die Machthaber von einem „Dynamo", der gesellschaftliche Reibungen in einen Generator umforme. Strom für alle war ein politisches Motto und wurde einer Regierung zugutegehalten. Van Laak schreibt: „Bis heute gilt Krafterzeugung als Ausweis

---

197 Maes, S. 173

von politischer Handlungsfähigkeit und werden umgekehrt Störungen, Unterbrechungen und Kurzschlüsse in den energetischen Kraftflüssen auch als Aussetzer der Politik und als Indikatoren für deren Versagen gewertet."[198]

Haiti: Drei Tage Fernsehen im Monat

Es gibt Länder auf dieser Welt, in denen die Angst vor einem Stromausfall ein Luxusproblem ist. Es mag über fünf Milliarden Handynutzer auf der Welt geben, denen allerdings 1,5 Milliarden Menschen gegenüberstehen, denen ein Handy nichts nützt, weil sie es nirgendwo aufladen können. Sie haben keinen Strom oder, eleganter gesagt, keinen Zugang zu Elektrizität.

Nur 38% der dreißig Millionen Afghanen kennen elektrischen Strom. Afghanistan ist weltweit eines der am wenigsten elektrifizierten Länder. Der seit 2001 während Krieg soll den Westen (vor allem die USA) bislang 780 Milliarden Dollar gekostet haben (113 Milliarden dienten dem Wiederaufbau); dafür hätte man das Land, das fast doppelt so groß ist wie Deutschland, nicht nur zehn Mal elektrifizieren, sondern es auch leicht zu einem modernen Staat mit allen Annehmlichkeiten machen können, in dem ein Stromausfall sich tatsächlich störend auswirken würde. 110.000 Afghanen sind in dem Krieg seither gestorben, darunter 31.000 Zivilisten. Die Verluste des Westens beliefen sich auf 3.540 Soldaten.

Der Volksstamm der Hazara, der direkt von Dschingis Khan abstammt, hatte auf das Projekt „Tutop" gehofft, das Turkmenistan, Usbekistan und Tadschikistan mit Pakistan und Afghanistan verbinden und ihm Strom bringen sollte. Die afghanische Regierung indessen wollte die Linie nicht mehr durch die Provinz Bamiyan laufen lassen, um Geld zu sparen. Um dagegen zu

---

198 Dirk van Laak, Unter Strom, in: Ehrhardt, Energie in der modernen Gesellschaft, S. 29

protestieren, setzten sich die Hazara im Juli 2016 in großer Zahl nach der Hauptstadt Kabul in Bewegung, wo eine Bombe des sogenannten Islamischen Staats achtzig von ihnen tötete.

Der Stromverbrauch pro Bürger betrug im Jahr 2015 in Norwegen 23.500 Kilowattstunden, in Deutschland 7.140, und in Haiti ganze 50. Mit einer Kilowattstunde kann man sieben Stunden fernsehen oder wahlweise fünf Stunden am PC arbeiten. Man kann damit auch eine Waschmaschine laufen lassen. Mit dem Strom, der einem haitianischen Bürger zur Verfügung steht, müsste man scharf kalkulieren. Eine Waschladung pro Monat wäre möglich (12 kWh), jeden Monat an drei ausgewählten Tagen fernsehen (3,5 Stunden = 18) sowie drei Tage am PC sitzen (2,5 Stunden = 18). Dann wird es schon verdammt knapp, wenn man mal abends lesen, Kaffee trinken oder eine DVD sehen will. Aber das ist ein Durchschnittswert. In Togo haben 40% der Bewohner gar keinen Strom, da erübrigen sich diese Überlegungen.

Besser hier. Im Jahr 2015 war übrigens der Anteil der erneuerbaren Energien der höchste unter den Quellen des Strom-Mix: 30%. Es folgten Braunkohle (24), Steinkohle (18), Kernenergie (14), Wind (13), Erdgas (9) und Biomasse (8). Die Sonne lieferte uns nur 6% der insgesamt 652 Milliarden Kilowattstunden. Da geht noch mehr.

Ausfall überfällig

„Wenn es fünf Tage keinen Strom gibt, herrscht Krieg", sagte ein Appenzeller Energiefachmann, der in St. Gallen im Mai mit einen Stromausfall von 4 Minuten und 21 Sekunden klarkommen musste. Dateien werden nicht abgespeichert, Operationen in Krankenhäusen abgesagt, Geld bleibt in den Geldautomaten stecken, Supermarkttüren bleiben geschlossen, Kühlschränke gehen mit ihrem Inhalt kaputt ... „In ganz Europa ist der Strom zusammengeschaltet, und der nächste Stromausfall ist längst überfällig."

Im Oktober und November 2016 mussten in Deutschland fast an jedem zweiten Tag die Notfall-Kraftwerke zugeschaltet werden, weil in der herbstlichen „Dunkelflaute" die Nachfrage hoch und der Ertrag aus der Photovoltaik gering ist. Die Risiken für die Stromversorgung hätten sich im Vergleich zu den Jahren davor deutlich erhöht, meldeten die Netzbetreiber. In den USA wurde ein neues Risiko entdeckt: Die Marihuana-Plantagen, die nun in einigen Bundesstaaten legal sind. Die Pflanzen müssen rund um die Uhr beleuchtet werden, und Auguren berechneten, dass dafür ein Prozent der Gesamtenergie nötig werden könnte, genug, um drei Millionen Häuser mit Strom zu versorgen.

Ein starkes zusätzliches Unwetter könnte den Blackout herbeiführen. Ende September 2016 jagten Winde mit 140 km/h über Südaustralien, und Blitze zerstörten mehrere Strommasten. Ein Gebiet der dreifachen Fläche Deutschlands (allerdings nur mit 1,7 Millionen Bewohnern) war tagelang vom Stromnetz abgeschnitten. Große Bergwerke mussten die Förderung einstellen.

Marc Elsberg hat in seinem Roman „Blackout" 2013 einen solchen europaweiten ausgemalt, und da erfahren wir, was ohne Strom nicht mehr funktioniert: Ampeln, elektrisches Bezahlen, Aufzüge, Toiletten, Kühlhallen, Melkmaschinen, die Gemüsezucht, die Intensivstationen, Krankenhäuser überhaupt … Dazu muss man die 797 Seiten nicht lesen, denen (kongenial zum Thema) das Elektrisierende fehlt.

Zeus würde uns die Elektrizität sicher gern wieder wegnehmen. Sie hat das Leben über Gebühr beschleunigt; aber hat sie den Hass beseitigt, die Kriege, hat sie für eine annähernd gleiche Verteilung der Güter gesorgt? Wir hatten die Möglichkeit dazu. Der Große Stromausfall wird uns zum Nachdenken bringen. „Wehe, wehe, du große Stadt, an deren Wohlstand alle, die Schiffe auf dem Meere haben, reich wurden – in einer Stunde ist sie öde geworden", steht in der Johannes-Offenbarung (18,29). Ohne Strom – das wäre die Apokalypse. Da muss man wohl Katholik sein, um sich nicht zu fürchten. „Nacht wird nicht mehr sein", steht auf der letzten Seite der Bibel, „und man braucht nicht das Licht einer Lampe oder das Licht der Sonne."

Im Neuen Jerusalem, der güldenen Stadt auf dem Berg, ist Strom kein Thema mehr. Schon auf Erden kann es entstehen, das Paradies, wenn wir uns alle einig und Brüder und Schwestern sind, meint Carlo Levi.[199] Es gibt keine Trennungen mehr, die Umwelt wird zu unserer Innenwelt, und das Gesetz tragen wir in uns. Alles strahlt dann, wohltätig, von innen heraus.

---

199 Levi, Seite 125

ELEKTROSMOG

Literatur

Bücher

Ash, David, Hewitt, Peter: Wissenschaft der Götter. Frankfurt: Zweitausendeins 1992

Augé, Marc: Lob des Fahrrads. München: C. H. Beck 2016

Becker, Robert O.: Der Funke des Lebens. Bern: Scherz 1991

Beichler, James: To Die For. Victoria: Trafford Publ. 2008

Berendt, Joachim Ernst: Nada Brahma. Frankfurt: Insel 1983

Bentov, Itzhak: Töne – Wellen – Vibrationen. München: Dianus-Trikont 1984

Benz, Ernst: Theologie der Elektrizität. Adademie der Wiss. Mainz 1970

Berg, Yehuda: The Power of Kabbalah. San Diego: Jodere Group 2002

Bodanis, David: Das Universum des Lichts. Reinbek: Rowohlt 2005

Brune, Père François: Le nouveau mystère du Vatican. Paris: Albin Michel 2002

Budden, Albert: electric ufos. London: Blandford 1998

Bydlinksi, Georg, Recheis, Käthe: Weißt du, dass die Bäume reden. Freiburg: Herder 1991

Cantor, G. N., Hodge M. J. S. (Hg.): Conceptions of Ether. Cambridge: Cambridge University Press 1981

Cassirer, Ernst: Was ist der Mensch? Stuttgart: Kohlhammer 1960

Charon, Jean: L'Être et le verbe. Monaco: Éditions du Rocher 1983

Charpentier, Louis: Macht und Geheimnis der Templer. Olten: Walter-Verlag 1978

Devereux, Paul: Earth Memory. London: quantum 1991

Die Heilige Schrift. Stuttgart: Katholisches Bibelwerk 1966

Dierssen, Ulrich Kurt, Brönnle, Stefan: Der Mensch im Kraftfeld der Technik. Saarbrücken: Neue Erde 2009

Ditfurth, Hoimar von: Unbegreifliche Realität. München: Droemer Knaur 1990

Dossey, Larry: One Mind. Amerang: Crotona 2014

Dröscher, Vitus: Nestwärme. Düsseldorf, Wien: Econ Verlag 1983

Eco, Umberto: Das Foucaultsche Pendel. München: Carl Hanser Verlag 1979

Einstein, Albert, Imstein, Leopold: Evolution der Physik. Hamburg: Rowohlt 1956

Ehrhardt, Handrik, Kroll, Thomas (Hg.): Energie in der modernen Gesellschaft. Göttingen: Vandenhoeck & Ruprecht 2012

Ekirch, Roger A.: At Day's Close. New York, London: W. W. Norton 2005

Evans, Hilary: Sliders. San Antonio (Texas): Anomalist Books 2010

Fara, Patricia: An Entertainment for Angels. Duxford: Icon Books 2002

Fremantle, Francesca, Chögyam Trungpa: Das Totenbuch der Tibeter. München: Eugen Diederichs Verlag 1991

Garnier, Laurent, Brun-Lambert, David: Elektroschock. Höfen: Hannibal 2013

Gebelein, Helmut: Alchemie. Kreuzlingen/München: Hugendubel 2000

Gikatilla, R. Joseph ben Abraham: Gates of Light. San Francisco: Harper Collins 1994

Gratzer, Walter: Eurekas and Euphorias. Oxford: Oxford University Press 2002

Gray, William G.: Temple Magic. St. Paul: Llewellyn Publications 1988

Grözinger, Karl Erich, Dan, Joseph: Mysticism, Magic and Kabbalah in Ashkenazi Judaism. Berlin, New York: Walter de Gruyter 1995

Gustus, Sandie: Less Incomplete. Alresford: O-Books 2011

Hadfield, Robert L.: The Phantom Ship. London: Geoffrey Bles 1937

Hegel, Georg Wilhelm Friedrich: Phänomenologie des Geistes. Frankfurt: Suhrkamp 1986

Heidegger, Martin: Vorträge und Aufsätze. Todtnauberg 1954

Hellemann, Silvio: Ständig unter Strom. Darmstadt: Synergia 2010

Hoyle, Fred: Das intelligente Universum. Frankfurt: Umschau-Verlag 1984

Hunt, Valerie V.: Infinite Mind. Malibu: Malibu Publ. 1996

Idel, Moshe: Der Golem. Frankfurt: Jüdischer Verlag im Suhrkamp Verlag 2007

Imam, Abd ar-Rahim ibn Ahmad al-Qadi: Das Totenbuch des Islam. Bern, München: O. W. Barth 1985

Kaiguo, Chen, Shunchao, Zheng: Die Meister vom Drachentor. München: Ansata Verlag 2000

Kaku, Michio: Im Hyperraum. Reinbek: Rowohlt 1998

Karlsson, Thomas: Kabbalah, Qliphoth und die Goetische Magie. Rudolstadt: Ed. Roter Drache 2011

Kassung, Christian (Hg.): Die Unordnung der Dinge. Bielefeld: transcript Verlag 2009

Kiefer, Jürgen: Strahlen und Gesundheit. Weinheim: Wiley-VCH 2012

Lay, Peter: Kirlian Fotografie. Poing: Franzis 2000

Leitgeb, Norbert: Machen elektromagnetische Felder krank? Wien, New York: Springer 2000

Levao, Ronald L., Wolfson, Susan J.: The annotated Frankenstein. Cambridge: Harvard University Press 2012

Levi, Carlo: Paura della libertà. Turin: Giulio Einaudi 1975

Locher, Theo: Jenseitskontakte mit technischen Mitteln gibt es! Groß-Gerau: Ancient Mail Verlag 2007

Löwith Karl: Weltgeschichte und Heilsgeschehen. Stuttgart: Metzler 1983

McTaggart, Lynne: The Field. London: HarperCollins 2001

Maes, Wolfgang: Stress durch Strom und Strahlung. Neubeuern: IBN 2013

Mann, Thomas: Der Zauberberg. Frankfurt: S. Fischer Verlag 1980

Matt, Daniel C.: Das Herz der Kabbala. Weilheim: O. W. Barth Verlag 1996

Mehl, Dieter: Englische Gedichte. Ebenhausen: Langewiesche-Brand 1965

Mélieux, Michel, Rossignol, Jean (Hg.): Les corps à prodiges. Paris: Tchou 1977

Monroe, Robert: Über die Schwelle des Irdischen hinaus. München: Wilhelm Heyne 2008

Mopsik, Charles: Les grands textes de la cabale. Lagrasse: Ed. Verdier 1993

Müller, Christopher H.: Projekt Nemesis. Zürich 1999

Necker, Gerold: Einführ. in die lurianische Kabbala. Berlin: Verlag der Weltreligionen 2008

Neher, André: Faust et le Maharal de Prague. Paris: Presses Universitaires de France 1987

O'Neill, John J.: Prodigal Genius – the Life of Nicola Tesla. Albuquerque: Brotherhood of Life 1994 (www.nrgnair.com/MPT/zdi_tech/tesla/Tesla_Prodigal_Genius.pdf)

Ovid: Metamorphosen. München: Wilhelm Goldmann Verlag, o. J.

Plath, Sylvia: Ariel. Frankfurt: Suhrkamp Verlag 1974

Plitzner, Klaus (Hg.) Elektrizität in der Geistesgeschichte. Wien: Bassum 1998

Popp, Fritz-Albert: Biophotonen. Stuttgart: Karl F. Haug Verlag 1987

Poser, Manfred: Phantome der Berge. Freiburg: Eulen-Verlag 1998

Post, Sir Laurens van der: Venture to the Interior. London: Hogarth Press 1953

Proud, Louis: Strange Electromagnetic Dimensions. Pompton Plains: New Page Books 2015

Randles, Jenny, Hough, Peter: Spontaneous Human Combustion. London 1992

Ravitz, Leonard J.: Electrodynamic Man. Danbury: Routledge Books 2002

Resch, Andreas: Fortleben. Innsbruck: Resch Verlag 2004

Richards, Steve: The Traveller's Guide to the Astral Plane. Wellingborough: The Aquarian Press 1984

Rycroft, Charles: Wilhelm Reich. New York: The Viking Press 1972

Saint-Exupéry, Antoine de: Der kleine Prinz. München: Heyne 1956

ders.: Terre des Hommes. Paris: Gallimard 1994

Salotti, Carlo: Die Selige Anna Maria Taigi 1769-1837. St. Ottilien: Missions-verlag St. Ottilien 1928

Schilpp, Paul Arthur (Hg.): Ernst Cassirer. Stuttgart (u.a.): W. Kohlhammer Verlag 1966

Schmid, Leo: Wenn die Toten reden. Luzern: Rex-Verlag 1976

Schneider, Emil: Der animale Magnetismus. Zürich: Konrad Lampert Verlag 1950

Scholem, Gershom: Zur Kabbala und ihrer Symbolik. Zürich: Rhein-Verlag 1990

Ders (Hg.): Das Buch Bahir. Leipzig: Verlag von W. Drugulin 1923

Ders.: Origins of the Kabbalah. Princeton: Jewish Publication Society 1987

Schott, Anselm: Das Meßbuch der heiligen Kirche. Freiburg: Herder 1939

Schrödter, Willy: Grenzwissenschaftliche Versuche für jedermann. Freiburg: Hermann Bauer 1979

Sconce, Jeffrey: Haunted Media. Durham, London: Duke University Press 2000

Senkowski, Ernst: Instrumentelle Transkommunikation. Frankfurt: R. G. Fischer 1989

Shoham, Shlomo Giora: The Bridge to Nothingness. New York: Ass. Univ. Presses 1994

Siegerist, Joachim: Ceausescu – der rote Vampir. Hamburg: Wirtschafts- und Verbands-PR 1990

Singer, P. W.: Wired for War. New York: Penguin Books 2009

Skinner, Stephen: Chinesische Geomantie. München: Dianus-Trikont 1983

Skjønsberg, Anne: What to believe? Yorkshire: Saturday Night Press Publications 2013

Smith, Cyril W., Best, Simon: Electromagnetic Man. London: J. M. Dent 1990

Solari, Luigi: Marconi. Mailand 1940

Spengler, Oswald: Der Untergang des Abendlandes. München: Beck 1998

Sprenger, Florian: Medien des Immediaten. Elektrizität – Telegraphie – McLuhan, Berlin: Kadmos 2012

Steiger, Brad: The Ghost of 29 Megacycles. London: Souvenir Press 1985

Steinbrecher, Edwin C.: The Inner Guide Meditation. York Beach: Samuel Weiser 1988

Stoff, Sheldon, Jesse A., Lorraine M.: Universal Kabbalah. Ithaca: Busca Inc. 2003

Talbot, Michael: Das holographische Universum. München: Droemer 1992

Tansley, David V.: Radionik: Wissenschaft oder Magie. Nienburg: Radionik-Verlag 2003

Thorsson, Edred: Handbuch der Runen-Magie. Sauerlach: Urania Verlag 1987

Valenstein, Elliot S.: Great and desperate cures. New York: Basic Books 1986

Walcott, Derek: Weiße Reiher. München: Carl Hanser Verlag 2012

Watson, Lyall: Das geheime Leben der Dinge. Amerang: Crotona 2015

Weiss, Peter: Die Ermittlung. Reinbek: Rowohlt 1969

Weizsäcker, Carl Friedrich von: Aufbau der Physik. München: dtv 1988

Wiener, Norbert: God and Golem, inc. Cambridge, Mass.: The M.I.T. Press 1947

Wilhelm, Richard: I Ging. Das Buch der Wandlungen. Wiesbaden: marixverlag 2004.

Aufsätze/Broschüren/Zeitschriften/Internetquellen:

Bundesamt für Strahlenschutz: Abschlussbericht der Radarkommission. Berlin 2003

Causes of Childhood Leucemia. Abstractband. München 2016

Caratelli, Giulio: Un caso di fenomeni luminosi. In: Il Mondo del Paranormale. Jg. XVI, N. 2, Juni 2016, Rom: Duebi Nuove Frontiere, S. 26/27

http://ditib-bonn.de/DITIB_sterbebegleitung.pdf (Sterbebegleitung und Tod im Islam)

Domboldt, Thomas: Gibt es eine Gefährdung durch elektromagnetische Felder? Wissenschaftliche Grundlagen. 1991, DBP TELEKOM

Grosche et al.: Lung cancer risk among German male uranium miners, A cohort study 1946-1998, in: British Journal of Cancer 95 (2006); S. 1280-1287

Hucklenbroich, Christiane: Massive Handynutzung kann zu Hirntumoren führen, FAZ 15.5.2014

International Agency for Research on Cancer: Non-ionizing radiation, Part 2: Radiofrequency Electromagnetic Fields. Lyon: WHO 2013

Kirche in Not: Unterscheidung der Geister (Faltblatt). München, o. J.

Slawiński, Janusz: Electromagnetic Radiation and the Afterlife. In: Journal of Near-Death Studies, S. 79-94, 6(2) Winter 1987, New York: Human Sciences Press

United Nations Environment Programme. Radiation: effects and sources. 2016

Vorstellungskraft. Zeitschrift für Kulturwissenschaften, Heft 2/2014, Bielefeld: transcript

Wie viel Smartphone ist gut für Ihre Kinder? Focus, München, 3. 9. 2016

Index